学/者/文/库/系/列

U0869150

基于铬掺杂镓锗酸锌的精准光热治疗纳米复合体系的构建及其应用

孟扬旗　著

哈爾濱工程大學出版社
Harbin Engineering University Press

内容简介

近红外余辉发光因在生物组织透过窗口内(600~1 000 nm)具有穿透深度大、组织吸收少、可实现“免激发”原位成像等特点而备受关注。目前,针对近红外余辉发光在生物组织无荧光背景成像、癌症诊断及治疗方面的应用成为研究热点。考虑到无创化精准光热治疗的应用需求,本书成功建立了一个生物相容的、无荧光背景成像定位的、可实时精准温度监测的、可深组织肿瘤监测治疗的诊疗一体化 NIR 单波长诱导的多功能复合纳米体系,成功解决了一体化条件下深组织无法精准定位、光热治疗实时温度无法精准监控的问题。

本书可供高校及科研院所致力于稀土发光材料、无机发光材料生物诊疗等相关科学研究的同行阅读参考。

图书在版编目(CIP)数据

基于铬掺杂镓锗酸锌的精准光热治疗纳米复合体系的构建及其应用 / 孟扬旗著. -- 哈尔滨 : 哈尔滨工程大学出版社, 2025. 5. -- ISBN 978-7-5661-4798-1

Ⅰ. R454.2;TB383

中国国家版本馆 CIP 数据核字第 2025AC2683 号

基于铬掺杂镓锗酸锌的精准光热治疗纳米复合体系的构建及其应用

JIYU GE CHANZA JIAZHESUANXIN DE JINGZHUN GUANGRE ZHILIAO NAMI FUHE TIXI DE GOUJIAN JIQI YINGYONG

选题策划 邹德萍
责任编辑 刘海霞
封面设计 李海波

出版发行 哈尔滨工程大学出版社
社　　址 哈尔滨市南岗区南通大街 145 号
邮政编码 150001
发行电话 0451-82519989
经　　销 新华书店
印　　刷 哈尔滨市海德利商务印刷有限公司
开　　本 787 mm×1 092 mm 1/16
印　　张 9.25
字　　数 168 千字
版　　次 2025 年 5 月第 1 版
印　　次 2025 年 5 月第 1 次印刷
书　　号 ISBN 978-7-5661-4798-1
定　　价 49.80 元

http://www.hrbeupress.com

E-mail:heupress@hrbeu.edu.cn

前　言

近年来,有机和无机纳米材料在生物医学领域受到越来越多的关注。作为无机光热剂材料,金纳米棒(GNRs)与硫化铋(Bi_2S_3)等材料由于在近红外一区生物窗口范围内具有较强的光吸收能力而在癌症的检测与治疗等方面具有潜在研究价值。在现有的报道中,科研人员已经成功实现了无机光热剂材料的体内光热治疗、光热一体化药物输运、光热一体化能量转移下的协同光动力学治疗,以及与上转换纳米材料复合条件下的光热一体化浅组织荧光温度探测等性能。因此,考虑在近红外光辐照条件下,构建基于光热剂一体化的复合纳米体系,同时实现精确诱导光热治疗的皮下生物成像和深组织温度传感是十分迫切的。然而,在外界光激发条件下实现的基于光热剂相关一体化光热治疗过程中,仍然存在由自荧光效应而导致的生物成像效果差以及温度传感灵敏度低等问题。尤其对于精准定位和杀死深层组织的肿瘤细胞,构建一个具有生物相容性的无荧光背景生物成像、温度传感和光热治疗三种功能一体化的复合纳米体系仍然是一个挑战。

针对上述难题,本书拟采用在 X 射线、紫外光或近红外光激发下,具有近红外发射(~700 nm)的 $Zn_2Ga_{2.98}Ge^{3+}_{0.75}O_8:Cr_{0.02}$($ZGGO:Cr^{3+}$)超长余辉发光纳米粒子(PLNPs)作为光学探针,将纳米光热剂均匀地分散其中,这有望构建可同时实现局部组织无荧光背景生物成像、温度传感和光热治疗的三功能一体化复合纳米体系。此外,考虑到深组织一体化光热治疗的易操作性,本书拟采用位于近红外-Ⅰ(NIR-Ⅰ)窗口内的 635 nm 波长的激光实施单波长激发策略,同时激发纳米光热剂和长余辉发光纳米粒子以求达到诊断治疗一体化的应用效果。本书的主要研究进展如下:

首先,通过十六烷基三甲基溴化铵(CTAB)辅助自组装水热合成的方式,制备了均匀分散的近球形镓锗酸锌掺铬($ZGGO:Cr^{3+}$@CTAB)超长余辉发光纳米粒子。实验发现,在晶体生长的过程中,通过 $C_{19}H_{42}N^+$ 有序地输运生长基元($Zn(OH)_4{}^{2-}$或 $Ga(OH)_6{}^{3-}$),控制晶体缓慢有序地进行取向生长。同时,CTAB 辅助自组装过程促使晶体内部产生了更多的反替位缺陷,并最终以 CTAB 双分子层的方式包覆在纳米粒子的表面,使得纳米粒子的表面带正电。当 CTAB 的摩尔浓度达到第一与第二临界胶束浓度临界点时,纳米粒子的形貌、分散性及余辉发光性能均达到最优。与此同时，纳米粒子表面 CTAB 双分子层的存在，有效钝化了纳米粒子的表面缺陷，使得材料在之后的生物应用过程中更容易进行纳米粒子的表面修饰及改性，得以实现进一步的多功能实际应用。

其次，通过 CTAB 辅助种子诱导法制备得到了尺寸约为 50 nm，在 635 nm NIR 区具有较强等离子体吸收的纳米金棒。为了将能够实现局部组织的无荧光背景生物成像和温度传感的 PLNPs 与具有光热治疗性能的 GNRs 进行功能性复合，我们引入了磷酸钨（PW_{12}）无毒小分子，通过静电吸附的方式制备得到了具有多功能一体化性能的 PLNP-GNR 复合纳米体系。该复合纳米体系展现了良好的生物相容性，可以进一步应用于生物体的癌症诊断与治疗。同时，本书建立了基于 ZGGO：Cr^{3+}@CTAB 纳米粒子内部 Cr^{3+} 相关的余辉纳米温度探针，成功实现了 PLNP-GNR 复合纳米体系在 NIR 635 nm 单波长激发下的深组织（10 nm）余辉成像、光热治疗以及治疗过程中的实时温度监测；确保了活体应用过程中，在降低癌细胞周围正常组织光损伤的同时，有效实现肿瘤细胞的精确定位以及光热消蚀，为皮肤癌和乳腺癌等深组织的光热治疗提供了可能。

最后，利用简单的一步水相法成功合成了超小 Bi_2S_3 球形纳米粒子。相比于 GNRs，Bi_2S_3 纳米粒子在 635 nm 处具有更大的消光系数，是一种更加优良的光热剂材料。通过静电吸附的方式将 Bi_2S_3 纳米粒子均匀地吸附在 PLNPs 表面，并以具有良好生物相容性的聚苯乙烯磺酸钠（PSS）进行封装，最终得到了具有生物相容性的 PLNP-Bi_2S_3 复合纳米体系。相比于 PLNP-GNR 复合纳米体系（37%），该复合体系具有更高的光热转换效率（44%），可以在满足 635 nm 激光最大允许辐照量（MPE）的前提下，成功实现精准的深组织余辉成像、实时温度监测和光热治疗。更重要的是，PLNP-Bi_2S_3 复合纳米体系可以在血液循环过程中维持良好的稳定性与分散性，而当复合纳米体系到达肿瘤部位时可以通过酸诱导沉积的方式快速在肿瘤内部沉积，从而达到更加优化的精准靶向癌症诊断和治疗效果。

著者一直从事稀土掺杂无机发光材料的应用研究，本书基于近几年的主要科学研究成果而著，目的是系统介绍无机近红外长余辉发光材料与无机光热剂材料在生物诊疗一体化方面的应用研究。本书既可为从事长余辉发光应用研究的科研人员提供实验指导，也可为高校及科研院所致力于稀土发光材料、无机发光材料生物诊疗等相关科学研究的同行提供阅读参考资料。

本书由内蒙古民族大学博士科研启动基金资助出版。

由于著者水平有限，书中难免存在疏漏之处，敬请广大读者批评指正。

著　者

2025 年 3 月

目　录

第1章 绪 论

1.1 长余辉发光材料概述

光是一种以电磁波形式存在的物质,而发光则是指物质的一种非热辐射的光发射。一般情况下发光可以分为:光致发光、电致发光、化学发光、放射发光以及生物发光等。长余辉发光作为一种独特的光致发光现象,主要指材料吸收辐照能量并在激发结束后仍然可以继续发出光且能够被观察到的一种发光现象,而超长余辉发光现象可以持续长达数小时[1]。

随着科学研究的深入,长余辉发光材料逐步走入大众视野。目前长余辉材料已经逐步体系化,其良好的余辉发光性能被应用于社会生活的多个方面,最常见于夜间应急警示提醒以及紧急照明等方面[2-10]。目前,随着长余辉材料发光范围拓展至近红外区域(近红外发光材料),又因为材料中不存在有毒的重金属离子,所以该类材料更多地被应用于纳米医疗、军事应用、药物输运以及生物成像等多个领域,且已经取得了良好的应用研究成果[11-14]。例如:2017 年 J.Yang等[15]发表了有关镓锗酸锌材料的研究成果,作为一种具有超长近红外余辉发光性能的材料,镓锗酸锌纳米粒子以比率式余辉纳米温度计的方式同时实现了原位生物成像以及局域生物组织的温度探测。而在 2020 年,J.Yang 等[16]又发表了相关成果,即镓锗酸锌材料在 NIR-I 生物窗内以增强的深红色余辉诱导的体内无辐射光动力治疗,成功实现了良好的无创化肿瘤治疗效果。

1.2 长余辉发光材料体系研究进展

随着研究的逐步深入,各种基质的长余辉发光材料被进一步发掘。基质对于长余辉发光来说是必不可少的条件之一，微观条件上，在确定了材料带隙宽度的同时也为发光中心提供了适配的晶体场环境，进而改善余辉发光效果。与此同时，基质的化学性质也在一定程度上决定了该长余辉材料的后期应用。综合来看，长余辉发光材料主要基质体系以及常见发光区域如图 1.1 所示，详细分析如下。

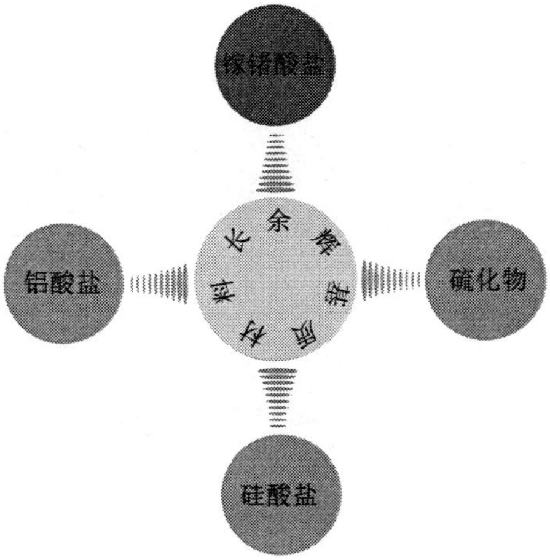

图1.1彩图

图 1.1　常见长余辉基质材料及其常见发光区域

1.2.1　硫化物基长余辉发光材料

硫化物基光学材料隶属于第一代长余辉发光材料，在很长的一段时期内该材料都是长余辉材料的最佳代表。而硫化物基长余辉材料的发光范围基本覆盖了从蓝光波段到红光波段的整个可见光区域。同时，能够发现比较具有代表性的材料分别是：(1)过渡金属硫化物(Cd、Zn)。关注度较高的过渡金属硫化物长余辉材料为 $(Cd/Zn)S:Cu^{+}$，同时很多 ZnS 型长余辉发光材料被应用作为良好的夜间指示材料[17]。(2)碱土金属硫化物(Mg、Ca、Sr)。比较常见的代表性材料主要包括 $CaS:Eu^{2+},Tm^{3+}$(红光发射)，$CaS:Ce^{3+}$(绿光发射)，$CaS:Bi^{3+}$(蓝光发射)等[18-21]。但是，由于硫化物材料相对较差的化学稳定性、并不理想的生物相容性，以及合成过程中环境污染等因素的存在，导致硫化物基长余辉发光材料已经逐步退出了历史舞台，取而代之的是发红光的硫氧化物基长余辉材料。发红光的硫氧化物基长余辉材料凭借其稳定的化学性质而受到了一定的关注。$Y_2O_2S:Eu^{3+},Si^{4+},Zn^{2+}$ 就是一种典型的红色长余辉硫氧化物[22]。但是，囿于合成手段等各方面的因素，有关硫氧化物的研究目前仍然有限。

1.2.2 硅酸盐基长余辉发光材料

作为长余辉发光的基质材料，硅酸盐因其突出的化学稳定性、热稳定性、耐水性以及低成本易合成而备受关注，它是针对长余辉发光材料研究中的重要课题，并随着研究的深入被广泛应用于显示照明领域。最早的硅酸盐研制体系是 Zn_2SiO_4:Mn,As 材料，其余辉发光时间可维持 30 min 左右[23]。这之后，一系列的硅酸盐基长余辉发光材料被相继开发，硅酸盐的种类非常丰富，最具代表性的就是三元硅酸盐体系，这里主要分为焦硅酸盐材料与含镁正硅酸盐材料两大类。

在焦硅酸盐材料中，阴阳离子大多通过强离子键的方式键合，其晶体结构属于黄长石体系，结构式通常可以表示为 $A_2BSi_2O_7$(A:Ca,Ba,Sr; B:Mg,Zn,Cd)，如 $Ca_2MgSi_2O_7$、$Sr_2MgSi_2O_7$和 $Ca_2ZnSi_2O_7$等[24-26]。在以焦硅酸盐为基质的材料中，通过 Eu^{2+},Dy^{3+}共掺杂作为激活剂离子的材料体系具有优良的长余辉发光性能，通常以发蓝、绿光为主。例如：$Sr_2MgSi_2O_7$:Eu^{2+},Dy^{3+}，$Ca_2MgSi_2O_7$:Eu^{2+},Dy^{3+}等已经在实践证明中充分展现了其优质的余辉应用性能[27-28]。

关于含镁正硅酸盐基材料，其结构通式一般表示为 $A_3MgSi_2O_8$(A:Ca,Sr)。含镁的正硅酸盐作为长余辉发光基质材料，具有代表性的包括 $Ca_3MgSi_2O_8$:Eu^{2+},Dy^{3+}和 $Sr_3MgSi_2O_8$:Eu^{2+},Dy^{3+}等，且它们均具有良好的长余辉发光性能[29-30]。

虽然硅酸盐基材料相比于铝酸盐基材料在耐水性上更具优势，但是，其性能是远不能和铝酸盐基材料相比的，也正是这一点大大限制了硅酸盐材料的进一步发展。

1.2.3 铝酸盐基长余辉发光材料

作为第二代长余辉材料中备受瞩目的基质材料，铝酸盐基材料的出现开启了又一轮针对长余辉发光研究的热潮。20 世纪末，T.Matsuzawa 等[31]研究了有关 Eu^{2+},Dy^{3+}共掺杂的 $SrAl_2O_4$长余辉材料，分析发现，该材料绿色相关长余辉发光时间能够持续约 30 h。后经过其他科研人员的深度探索研究，发现其余辉时间可以进一步大幅度提升。这之后，铝酸盐基长余辉材料受到了人们更多的关注，同时也带动了长余辉材料的飞速发展。一般情况下，铝酸盐基长余辉材料分为 $CaO-Al_2O_3$和 $SrO-Al_2O_3$两大体系，在不同处理条件下能够获得两种体系中多种不同结构的、性能优异的化合物材料[32]。而 $SrAl_2O_4$:Eu^{2+},Dy^{3+}和 $CaAl_2O_4$:

Eu^{2+},Nd^{3+}这两种铝酸盐基材料仍然是长余辉材料研究中两种性能突出的常用商用荧光粉[33]。同时,随着研究的深入,$SrAl_4O_7$:Eu^{2+},Dy^{3+}、$Sr_4Al_{14}O_{25}$:Eu^{2+},Dy^{3+}等一系列拥有优异余辉发光性能的应用材料也被相继开发,并投入了商业化应用[34-35]。

可以发现,铝酸盐基长余辉材料的余辉发光基本上集中在蓝光波段和绿光波段,其起始余辉发光强度和余辉持续时间远远高于第一代硫化物基长余辉。但同时,铝酸盐在较高湿度环境下易水解的劣势也在一定程度上限制了该类材料更大化发展的步伐[36]。

1.2.4 镓锗酸盐基长余辉发光材料

除了以上三种主要类型的基质长余辉发光材料外,一些非硅酸盐的材料也可作为长余辉发光的基质材料,主要包含钛酸盐、锡酸盐、磷酸盐、镓酸盐、锗酸盐、镓锗酸盐等。钛酸盐是指以碱土碳酸盐作为发光基质的钛酸盐基长余辉材料,关注度较高的是 Pr 离子掺杂的 $CaTiO_3$红色长余辉发光材料。该材料稳定性好、污染小且拥有较高的色纯度,但余辉发光时间不长的缺点限制了此类材料的进一步发展[37-39]。而 Ca_2SnO_4作为一种锡酸盐材料,掺杂 Eu^{3+}稀土离子后可得到红色的长余辉发光现象。若在 Eu^{3+}掺杂的基础上进行 Gd^{3+}共掺杂,可进一步提升长余辉发光的强度和时间[40-41]。但是,总的来说,锡酸盐基长余辉发光材料的余辉时间仍是不理想的。再者,对于拥有蓝光发射的磷酸盐基长余辉材料 $Ca_2P_2O_7$:Eu^{2+},Y^{3+}、$Sr_2P_2O_7$:Eu^{2+},Y^{3+},研究表明其拥有良好的余辉发光性能,余辉时间可达到 6~8 h[42-43]。而磷酸盐基长余辉发光材料的余辉时间虽然超越了传统的硫化物,但是该类材料在制备上难以实现大规模工业化,这也就大大限制了材料的工业化应用。

近年来,围绕着以 Cr^{3+}离子为发光中心,以镓酸盐、锗酸盐或镓锗酸盐为基质材料的相关研究受到了越来越广泛的关注[7,44-46]。因镓和锗的最外层电子数分别与铝和硅的相同,因而也拥有与之类似的化学性质[47]。综合来看,在众多的相关研究中,能够明确地发现铬掺杂的镓锗酸盐基长余辉材料良好的余辉发光性能和位于 NIR-Ⅰ的近红外发光特点可以作为进一步深入研究应用的有力支撑。2007 年,Chermont 课题组首次成功证明了 $Ca_{0.2}Zn_{0.9}Mg_{0.9}Si_2O_6$:$Eu^{2+}$,$Dy^{3+}$,$Mn^{2+}$红色长余辉材料能够作为活体生物成像的光学探针,这主要取决于红光良好的生物组织穿透能力,且成功避免了组织的自荧光干扰效应,同时也有效规避了传统荧光应用分析中由激发光源持续辐照所导致的对生物体的进一步伤害[48]。受该研究启发，因镓锗酸盐基长余辉拥有更长的近红外长余辉发光时间，所以具有能够更好地履行组织光学成像探针的职能。2012 年，Z.W.Pan等[7]通过固态烧结法成功制备了 $Zn_3Ga_2Ge_2O_{10}:Cr^{3+}$ NIR 超长余辉发光材料，余辉持续时间>360 h。而我们课题组也通过水热法成功合成了具有尖晶石结构（图 1.2）的近球形的 $Zn_2Ga_{2.98}Ge_{0.75}O_8:Cr^{3+}$ 纳米级近红外长余辉发光材料，其余辉时间超过了 15 h，通过稀土离子共掺杂等方式可以进一步对余辉发光强度进行调控优化以便于材料之后的进一步应用分析[49-50]。得益于其良好的 NIR 长余辉发光性能，该 ZGGO 材料在生物医疗方面具有巨大的应用前景。

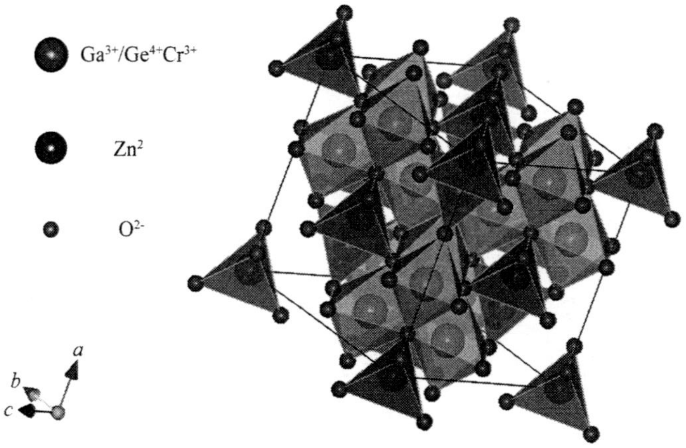

图 1.2　具有尖晶石结构的镓锗酸盐基质晶格图示

1.2.5　有机长余辉发光材料

相比于无机长余辉发光材料，有机长余辉发光材料因为具有良好的生物相容性、导电性，同时又具有结构易修饰、成本低廉等特点而受到广泛的关注。一般情况下，有机分子激发态的辐射跃迁通常情况下只能出现荧光、磷光或延迟荧光，并不适用于产生长余辉发光。然而，在光辐照条件下有机分子内诱导出现电离态和电荷分离态时，有机分子将获得较长的发光寿命。而有关有机长余辉材料的构建、分析、应用也是目前材料科学领域的研究热点。但是，无机材料在材料功能化修饰、复合等方面相比于有机材料来说更加容易，也更易于应用。

1.3 长余辉材料的相关生物应用

近年来，长余辉材料发光波长逐渐拓展至近红外（NIR）区域，使其更多地被应用于纳米医疗、军事应用、药物输运以及生物成像等领域。同时，由于长余辉发光材料不含有毒重金属元素，因此可以通过对其表面进行生物相容性及靶向性等修饰，经体外辐照激发后注射到生物体内，从而在“免激发”的条件下实现生物窗口内的生物传感以及无荧光背景成像，该方式有效地避免了由原位激发所产生的荧光背景干扰以及组织穿透浅的问题[51-58]，且顺利实现了“免激发”活体生物成像及传感，有效避免了辐照光源对生物体可能造成的二次伤害[48]。

镓锗酸盐也是一种具有良好生物应用背景的 NIR 超长余辉材料。目前，针对镓锗酸盐基材料的研究已取得了很大的进展。2015 年，Z.J.Li 等[59]通过水热法成功合成了 $ZnGa_2O_4Cr_{0.004}$ 长余辉纳米材料，并成功实现了活体小鼠体内的长余辉成像。而小尺寸的纳米材料将更有益于材料的表面功能化以及复合化修饰，为进一步的生物体内研究奠定基础。随后，J.Yang 等[16,49]、H.S.Zhang 等[60]通过水热法结合真空热处理成功合成了铬掺杂镓锗酸锌超长余辉纳米粒子，材料的余辉发光时间超过了 15 h 并成功实现了活体余辉成像，有效避免了活体荧光背景干扰的问题。同时，通过表面修饰以及硅掺杂的方式大大降低了纳米材料的生物毒性，为进一步的体内应用提供可能。以上研究成功证明了超长余辉纳米粒子（PLNPs）在活体生物医疗方面的良好应用优势。

1.4 光热材料体系的发展现状

光热治疗法是指将具有良好光热转换效率的材料注射到组织内部，通过外部光源（通常指近红外光）的辐照将光能有效转化成热能从而实现杀死恶性肿瘤目的的一种肿瘤无创化治疗方法，尤其针对上皮细胞浅组织癌变患者。协同化学/光热治疗可以有效地规避癌症药物治疗过程中生物体耐药性的问题，并且可以提高治疗过程中的多元可控性。一般情况下，当肿瘤细胞组织温度达到 42 ℃以上时，在短短的几分钟内就会造成蛋白质的不可逆变性以及脱氧核糖核酸(DNA)损伤,从而达到肿瘤组织热消蚀的效果。与目前大多数的癌症治疗方式相比,光热治疗具有非侵入性操作、生物体无创、肿瘤靶向识别、治疗性能高效等优点。特别是其无创性是肿瘤治疗的重要要求之一。不同于紫外线或可见光,组织成分对近红外光的总体消光系数是相对较低的,这也就说明了生物组织能够吸收的近红外光非常微弱。这也确保了近红外光在能够深度穿透生物组织的同时又不会造成正常组织损伤或异常。与此同时,近红外光穿透深度可针对各种肿瘤进行优化,达到高效、无差异的肿瘤治疗效果[61]。

在光热治疗的过程中,光热材料在辐照下的快速响应以及可达到的最高温度是考察光热剂材料基本性能以及治疗效果的关键因素。因此,设计并合成在NIR光辐照下具有良好光热转换效率的光热剂材料是实现新型无创化肿瘤光热消蚀的关键。同时,光热材料可应用的另一重要前提是材料必须是无毒或是具有相对较低的生物毒性。因为对于体内应用治疗而言,若材料具有较大的生物毒性,应用于生物体反而会造成更大的损伤。更重要的是,为了便于在光热剂材料表面修饰其他分子,如靶向分子、药物分子、蛋白分子、光敏剂等,材料必须是易功能化的,用以提升材料的多功能应用[62-65]。在此,通过整合调研发现光热剂材料体系主要分为以下几类。

1.4.1　贵金属纳米颗粒

贵金属基材料是最早投入研究也是目前研究最多的光热剂。包括金、银、铂、钯等在内的贵金属通过吸收激光能量将电子从基态激发到激发态,然后利用非辐射衰变以热的形式释放能量,从而达到肿瘤热消蚀的治疗效果[63]。而这其中,金纳米颗粒因其良好的形貌和吸收波长的灵活可调谐性成为科研人员关注的热点。2003年L.R.Hirsch等[66]首次通过调控silica-gold纳米核壳层的相对厚度,在近紫外到中红外的宽光谱范围内调节等离子体共振和由此产生的光学吸收,并通过体外、低功率激光器非侵入性激发策略来实现选择性诱导光热破坏肿瘤组织,同时通过实时核磁共振温度成像进行监控。2005年X.H.Huang等[67]实现了白光照射下抗表皮生长因子受体(anti-EGFR)/金纳米棒(GNRs)与非恶性细胞孵育的光散射图像,并利用800 nm激光照射GNRs成功实现了光热治疗。同时,U.Rocha等[68]除了在790 nm照射下进行皮下生物成像外,还利用基于LaF_3:Nd的GNRs纳米复合材料中Nd^{3+}的近红外发射的比率式纳米温度计,实现了用于监测GNRs光热治疗过程中的浅层组织温度传感。

而为了解决金纳米粒子及 GNRs 合成过程中有毒配体十六烷基三甲基溴化铵（CTAB）的问题，科研人员制备出了不含 CTAB 的、具有各向异性形状或尖锐分支或内部间隙的金纳米结构，如金纳米晶、金纳米星、金纳米壳层等，为光热剂的应用提供了另一种选择[69-71]。为了更好地应用于体内治疗，实现多功能载药利用，目前已经研究开发了空心金纳米结构，如金纳米囊泡和金囊泡，或包覆有其他材料的金纳米材料，如聚合物或二氧化硅（SiO_2）等。例如，M.S.Yavaz 等[72]以银纳米晶为模板，通过电化学反应制备了空心金纳米晶。采用热敏聚合物 pNIPAAm、AAm 对金纳米材料进行了改性，并通过 pNIPAAm-AAm 来覆盖其表面上的开口，来实现光热控制药物释放。在近红外激光照射下，温度升高会导致聚合物阀的崩溃和金纳米薄片上的开口暴露，封装的药物会从这些开口泄漏出来，从而实现良好的治疗效果。多方应用充分证明了贵金属基材料是一种性能优良的无机纳米光热剂材料，具有巨大的应用前景。

1.4.2 碳类材料

伴随着非侵入光热治疗的研究逐步受到重视，碳基材料也逐步走进了大众的视野，如碳纳米管、石墨烯及基于石墨烯类似物等由于其细长的共轭带具有很强的近红外光吸收能力，已被作为光热剂材料得到了广泛的研究。2011 年 B.Tian等[73]研究发现，在低功率密度下，用 808 nm 激光照射细胞，可以显著增加负载 Ce6 的聚乙二醇化纳米氧化石墨烯的细胞摄取能力，从而诱发轻度氧化石墨烯光热加热（在培养细胞中升温至~43 °C），使光热增强的光动力学杀死癌细胞。H.J.Yang 等[74]和 Y.P.Liu 等[75]也通过在改性后的还原性氧化石墨烯的表面功能化万古霉素、稀土离子发光材料和 $mSiO_2$，成功验证了改性氧化石墨烯的良好 NIR 吸收性能及光热应用性能。除此之外，C.Liang 等[76]制备了一种水溶的、具有生物相容性的、聚乙二醇化的聚合物（SWNT）悬浮液，可以在 NIR 激光辐照下以较低的使用剂量有效实现肿瘤细胞的热消蚀，第一次成功利用 NIR-Ⅱ荧光和 SWNT 的核磁共振对比分析来监测 SWNT 从原发肿瘤向前哨淋巴结的转移情况。

1.4.3 金属与非金属化合物

石墨烯在光热治疗（PTT）研究方面的快速发展，使许多其他石墨烯类似物被开发出来用以进一步提高光热治疗的光热转换性能。由于这些材料与石墨烯具有相似的化学结构,因此具有较大的表面积以及优异的光电性能,材料性能可与石墨烯媲美甚至优于石墨烯。特别是制备后可直接分散在水中,适用于生物医学领域。其中 2D TMDs、TMOs 因其优异的光热性能而备受关注。TMDs 或 TMOs 是过渡金属基材料,主要是含有过渡族金属的硫系化合物(如 Cu_xS_y,$Cu_{2-x}Se$,MoS_2,WS_2,$FeSe_2$,FeS 和 TiS_2)和氧化物(如 MoO_x,W_xO_y和 Ti_8O_{15})与不同结构的纳米盘、纳米点和纳米颗粒,由于它们的厚度依赖的量子尺寸效应和可调谐的晶体结构,其优异的近红外吸收能力和高效的产热能力为光热治疗的研究开辟了新领域[77-82]。其中,低成本、低毒的铜硫族化合物半导体是一种很有前途的新型光热材料。例如:2018 年 M.K.Zhang 等[83]设计了一种用于肿瘤点燃成像的双靶向纳米消融技术(nanofirework),通过融合可转换纳米粒子(NPs)和肿瘤触发成像的优点来指导肿瘤的深度光热治疗。在这里上转化纳米粒子由一种 CuS 束缚的透明质酸组成的混合电晕封装包围(UCNP@ CuS-HA),通过透明质酸酶(HAase)过表达的肿瘤可能会由于 HAase 催化的 HA 降解而导致 CuS 从 UCNP@ CuS-HA 逃逸,进而激活了最初 CuS 猝灭的 UCNP 的发光,也推动了肿瘤深度浸润超小 CuS 用于有效的光热治疗。这一技术同时实现了靶向、光热治疗、荧光成像三重功能。同时,X.D.Lin 等[84]开发了一种新的智能纳米平台 CuS_{NC}@ DOX@ MnO_{2-NS},为肿瘤微环境触发的多模式成像引导化疗-光热治疗协同治疗提供一种简单而经济的方法,精准地进行了药物装载、定位释放、多模成像以及联合治疗。

在光热剂材料的开发研究过程中,Bi_2S_3纳米颗粒也因其具有较宽的光热转换波长、较大的摩尔消光系数、良好的结构稳定性和无毒性而引起了大家的关注。考虑到光热治疗过程中温度分布不均的问题,H.Zhang 等[85]采用一种相对温和的光热治疗法作为一种新型的抗癌治疗策略,构建了基于硫化铋(Bi_2S_3)纳米颗粒和双氮亚硝基化合物(BNN)的 NIR 触发型一氧化氮释放复合纳米平台,用以实现温和光热治疗肿瘤消蚀策略。在 808 nm 辐照下,能够同时实现高光热转换效率和按需一氧化氮释放。来源于 BNN-Bi_2S_3的外源性一氧化氮不仅能够原位损害肿瘤细胞的自噬及自修复能力,还能通过向周围细胞扩散的方式,增强光热治疗的效果。同时,H.Y.Yang 等[86]也合成了具有高光热转换效率和高光生活性氧(ROS)能力的超小型 Bi_2S_3量子点,一种具有固有的单一激光激活组合光疗的理想光敏剂(PLL-Bi_2S_3 QDs)。该量子点除具有较强 NIR 吸收能力外,还因其超小的结构尺度以及饱富硫化物的表面为材料提供了具有超高还原性能的大量光电子,以促进体系快速产生丰富的 ROS。因此,在近红外激光辐照下,能够同时展现优异的光热转换性能和 ROS 的快速产生能力,最终达到良好的癌症治疗效果。以上分析充分证明了 Bi_2S_3材料是一种具有良好潜在应用价值的光热剂材料。同时,该材料有效解决了贵金属基材料的合成成本高、不易生物降解等问题。

1.4.4 有机染料物质

除了上述几种类型的光热剂材料外,还有一类有机分子基光热剂材料[62,87]。有机光热疗法作为一种潜在的补充或替代传统药物和涉及无机纳米材料的敏化剂而受到越来越多的关注。有机分子具有较长的波长,尤指NIR-Ⅰ范围及以上范围内是适用于包括光声成像和光热治疗的生物医学应用。吲哚菁绿(ICG)、卟啉(porphyrin)、聚合物(polymer)作为常见的有机分子光热剂而备受瞩目。Z.Chen 等[88]报道了用 ICG/poly(PLGA)核和癌细胞膜壳(ICNPs)包被 NPs 的癌细胞膜,用以同步识别和清除肿瘤。ICNPs 除了在细胞层面具有同源的靶向作用外,在活体层面也具有特异性的靶向识别能力以及较高的空间分辨率和较深的穿透能力。因而,ICNPs 可作为一种优良的纳米平台,用于同质靶向双模态成像和成像引导的光热治疗。同时,C.S.Jin 等[89]通过体内研究,评估了纳米结构驱动的卟啉光动力学治疗活化机制向光热治疗活化的转化,比较了卟啉光动力学和光热治疗高氧和低氧肿瘤的疗效,首次在体内低氧肿瘤模型中直接将光热治疗与光动力学治疗进行比较,探讨光热治疗低氧肿瘤的优势,成功实现了活体肿瘤的高效消融作用。而 T.Yang 等[90]研究了低带隙给-受体双功能(D-A)型近红外共轭聚合物纳米颗粒 CP-NPs 用于双重光敏肿瘤抑制。具有光激发性能的共轭聚合物纳米粒子(CP-NPs)材料在单波长 NIR 光照射下,通过激发态 D-A 系统中的电荷转移和同时由缺电子的电子受体衍生物产生的非辐射衰变,实现单态到三重态系统间的交叉,从而导致明显的单重态氧以及优异光热转换下的高温出现,达到了良好的肿瘤治疗效果。

1.5 纳米温度探针的应用研究进展

同时实现原位生物图像追踪和温度传感是现代生物医学的两个热点,它们催生了具有双重功能的新型发光纳米温标(LNTHs)的设计。特别是由于其在检测、高空间分辨率、实时读取等方面的应用优势而引起了细胞内热传感的广泛关注。生物温标的基本设计思路为:根据紫外线(UV)、可见光或近红外光激发下的温度依赖性发光、能带形状、光谱位置、偏振、寿命和/或强度比,来实现LNTHs原位温度测量[91-95]。目前,在上转换材料/热敏聚合物/碳点/有机半导体聚合物材料等相关研究方面,已经相继提出了有关纳米温度计针对体内外温度监测方面的研究进展工作。2011年,N.N.Dong等[96]合成了近红外双光子激发的具有高对比度和高穿透性的体内荧光成像的多功能纳米探针 $CaF_2:Tm^{3+}$,Yb^{3+}纳米材料,基于 Tm^{3+}较强的离子发射(发射波长800 nm左右),其组织穿透深度可达到2 mm。同时利用$^3H_4 \rightarrow ^3H_6$能级发射的温度敏感性成功建立了发射相关纳米温度计。2016年,Z.J.Chen等[97]通过将两个长寿的磷光铱(Ⅲ)配合物合并到一种基于丙烯酰胺的热敏聚合物中,首次报道了环境敏感的双发射磷光相关荧光聚合物温度计,该温度计能够通过比值光致发光成像和时间分辨光致发光成像,用于体外和体内的温度测量。该报道为温度探针的进一步研究提供了良好的参照基础。2017年,S.Kalytchuk等[98]发现水溶性N、S共掺杂碳点(CDs)表现出依赖于温度的光致发光寿命,可以作为高度敏感和可靠的胞内纳米温度计。与半导体和碳点(CD)基的纳米温度传感器相比,CDs明显的优势在于其光致发光(PL)寿命在很宽的pH值(5~12)、CD浓度(1.5×10^{-5}至0.5 mg/ mL)和环境离子强度(高达0.7 $mol \cdot L^{-1}$ NaCl)范围内均保持不变,同时材料具有良好的生物相容性且无毒。总的来说,N和S掺杂的CDs表现出不依赖于激发的辐射,具有强烈的温度依赖的单指数衰减趋势,这使得它们适用于体外和体内的发光寿命测温。为了有效避免应用监测过程中荧光背景干扰的问题,D.X.Zhen等[62]报道合成了生物可降解有机半导体聚合物纳米粒子,该材料实现了可激活光诱导化学缺陷产生的持久性发光,并利用聚合物对有机半导体聚合物进行功能化复合,通过余辉发光的强弱监测其光热治疗过程中温度的非定量变化。相比而言,镓锗酸盐材料也凭借其近红外超长余辉性能优势以及良好的温度敏感性,在体内无荧光背景生物成像以及原位温度监测方面取得了良好的研究进展。2017 年,J. Yang 等[15]首次提出并建立了 ZGGO:Cr^{3+}纳米材料位于生物 NIR-Ⅰ区范围内的Cr^{3+}相关余辉相关纳米温度计,该温度计具有相对较高的测温灵敏度以及良好的无荧光背景成像性能。同时,在较高的组织穿透范围内温度计的探测灵敏度仍然很高,具有良好的应用优势。

1.6 本书的研究内容及研究意义

综合以上的研究背景分析,我们发现就目前所报道的余辉材料、光热材料以及纳米温度探针的相关进展而言,仍然存在以下几方面的问题:

(1)就目前研究报道的 NIR 超长余辉纳米材料而言,针对材料应用性能方面的研究还相对不足,仅仅是集中在体内无荧光背景成像的单一优势上面,没有对其进行扩展化应用,存在功能性单一的问题。

(2)光热治疗虽然是一种良好的无创化、非侵入性的肿瘤治疗方式。但是在通过光热转化引起局部组织温度升高来进行癌症细胞消蚀的过程中,很容易因温度过高而导致肿瘤细胞周围正常组织的损伤,造成组织化感染或炎症,致使在实现光热治疗效果的同时又造成生物体的二次伤害。

(3)为了降低组织损伤,科研人员通过建立荧光纳米温标对生物体的 PTT 过程进行实时温度监测的手段,从而调控治疗过程中的温度变化。但是,对于荧光纳米温标的使用,仍然存在组织荧光背景干扰以及穿透深度低等问题。

(4)随着有关有机半导体聚合物余辉材料报道的出现,余辉相关纳米温度计被成功建立,其主要是通过无荧光背景余辉成像的强弱来监测组织光热治疗温度的高低。但是,该温度计仅仅能够进行一个非定量的温度监测,无法准确监测光热治疗过程中的实时温度并进行一个定量的分析。

综合以上所存在的问题,考虑到无创化精准光热治疗的应用需求,如何建立一个生物相容的、无荧光背景成像定位的、可实时精准温度监测的、可深组织肿瘤监测治疗的一体化 NIR 单波长诱导的多功能复合纳米体系是目前我们亟待解决的重点问题。因此,我们课题组以目前所存在的几个研究问题作为研究切入点,进行深入研究。本书的研究内容和研究意义主要为:

(1)本书通过 CTAB 辅助自组装水热合成法结合随后的真空热处理,成功制备合成了具有尖晶石结构的 CTAB 双分子层修饰的 $Zn_2Ga_{2.98}Ge_{0.75}O_8:Cr^{3+}_{0.02}$（ZGGO:$Cr^{3+}$@CTAB）近球形超长余辉纳米粒子。CTAB 参与的合成过程使得纳米粒子具有良好的粒子形貌、尺寸分布以及水分散性。此外，相较于无 CTAB 参与合成的 ZGGO:Cr^{3+}纳米材料，ZGGO:Cr^{3+}@CTAB 纳米粒子的余辉发光性能提高了一倍。经分析，在水热合成过程中，CTAB 作为表面活性剂在水中完全离解，从而形成带有疏水基的 $C_{19}H_{42}N^+$阳离子基团，它能够通过静电和位阻效应影响锌盐和镓盐的溶解以及随后的晶体形成及生长输运过程，有效促进了纳米粒子生长过程中反替位缺陷的形成。同时，CTAB 双分子层最终吸附在纳米粒子的表面，对纳米粒子起到了表面钝化的作用，促使材料更易于表面功能化修饰。随后，磷酸钨（PW_{12}）作为一种无毒的绿色小分子应用材料，作为表面改性剂被引入对纳米粒子进行了表面功能化修饰，发现可以有效降低纳米材料的毒性，合成具有生物相容性的可应用纳米材料。这也为材料之后进一步的体内多功能一体化应用奠定了良好的基础。

（2）考虑到目前所报道的光热剂材料各方面的应用性能，本书通过种子诱导法成功合成了尺寸约为 50 nm 的 GNRs 光热剂材料，并通过静电吸附等方式将光热剂和 PLNPs 进行复合，以求实现材料的多功能一体化应用性能。考虑到二者在同一波长下的不同吸收性能，为了平衡二者的应用优势而将其比例性的结合，最终合成了多功能一体化的 PLNP-GNR 复合纳米体系。在 NIR-Ⅰ生物窗口范围内，该复合纳米体系能够通过 635 nm 单波长激发策略，同时实现癌细胞的余辉成像定位、光热治疗以及光热治疗过程中的实时温度监测。并且，利用 NIR 穿透深度大的优势，在实现深组织（10 mm 厚度）无荧光背景余辉成像的同时，通过比率式纳米温度计实时监测深组织光热治疗过程中治疗点的温度，从而实现对正常组织的保护，达到最佳的治疗效果。

（3）考虑到活体治疗应用过程中激光最大允许辐照量（MPE）的问题，为了确保在治疗过程中将导致正常组织损伤的概率降到最低，在一体化复合纳米体系的应用过程中需进一步提升材料的消光系数，增大光热转换效率，降低光热治疗过程中的激光辐照功率。本书通过简易的一步水相法成功制备了无毒的超小（≈4.59 nm）Bi_2S_3球形纳米材料。与 GNRs 相比，Bi_2S_3纳米材料具有更大的消光系数以及更高的光热转换效率。通过将 Bi_2S_3纳米粒子与 PLNPs 进行复合得到 PLNP-Bi_2S_3复合纳米体系，在光热治疗过程中大大降低了激光使用功率，成功在小功率单波长 NIR 激发下实现了肿瘤组织的一体化光热治疗应用效果。同时,聚苯乙烯磺酸钠(PSS)表面修饰剂使得 PLNP-Bi_2S_3复合纳米体系能够在生物组织体内稳定循环,并在到达肿瘤组织部位后以酸诱导聚集的方式快速沉积在肿瘤细胞内部,从而在实现精准靶向的同时有效提高材料的光热一体化应用性能,确保了治疗应用过程中的定位准确性以及更加优良的低功率肿瘤消蚀效果。

参考文献

[1] 徐叙瑢,苏勉曾. 发光学与发光材料[J]. 中国稀土学报, 2005, 23(2): 165.

[2] XU X Q, REN J, CHEN G R, et al. Bright green emission from the Mn^{2+}-doped zinc gallogermanate phosphors[J]. Optical materials express, 2013, 3(10): 1727.

[3] ZHANG Y, HUANG R, LIN Z X, et al. Co-dopant influence on near-infrared luminescence properties of Zn_2SnO_4: Cr^{3+}, Eu^{3+} ceramic discs[J]. Journal of alloys and compounds, 2016, 686: 407-412.

[4] ABDUKAYUM A, CHEN J T, ZHAO Q, et al. Functional near infrared-emitting Cr^{3+}/Pr^{3+} Co-doped zinc gallogermanate persistent luminescent nanoparticles with superlong afterglow for in vivo targeted bioimaging[J]. Journal of the American chemical society, 2013, 135(38): 14125-14133.

[5] BAI Q Y, WANG Z J, LI P L, et al. Luminescence properties of novel deep-red-emitting $Ca_3Al_2Ge_2O_{10}$: Cr^{3+} phosphors[J]. Luminescence, 2016, 31(6): 1277-1282.

[6] WU Y L, LI Y, QIN X X, et al. Dual mode NIR long persistent phosphorescence and NIR-to-NIR Stokes luminescence in $La_3Ga_5GeO_{14}$:Cr^{3+}, Nd^{3+}phosphor[J]. Journal of alloys and compounds, 2015, 649: 62-66.

[7] PAN Z W, LU Y Y, LIU F. Sunlight-activated long-persistent luminescence in the near-infrared from Cr^{3+}-doped zinc gallogermanates[J]. Nature materials, 2012, 11(1): 58-63.

[8] CHEN L J, SUN S K, WANG Y, et al. Activatable multifunctional persistent

luminescence nanoparticle/copper sulfide nanoprobe for in vivo luminescence imaging - guided photothermal therapy [J]. ACS applied materials & interfaces, 2016, 8(48): 32667-32674.

[9] CHEN D Q, CHEN Y, LU H W, et al. A bifunctional Cr/Yb/Tm: $Ca_3Ga_2Ge_3O_{12}$ phosphor with near - infrared long - lasting phosphorescence and upconversion luminescence[J]. Inorganic chemistry, 2014, 53(16): 8638-8645.

[10] ZHAI B G, MA Q L, XIONG R, et al. Blue-green afterglow of $BaAl_2O_4$: Dy^{3+} phosphors[J]. Materials research bulletin, 2016, 75(3): 1-6.

[11] MALDINEY T, RICHARD C, SEGUIN J, et al. Effect of core diameter, surface coating, and PEG chain length on the biodistribution of persistent luminescence nanoparticles in mice[J]. ACS nano, 2011, 5(2): 854-862.

[12] MALDINEY T, KAIKKONEN M U, SEGUIN J, et al. In vitro targeting of avidin - expressing glioma cells with biotinylated persistent luminescence nanoparticles[J]. Bioconjugate chemistry, 2012, 23(3): 472-478.

[13] MALDINEY T, BESSIÈRE A, SEGUIN J, et al. The in vivo activation of persistent nanophosphors for optical imaging of vascularization, tumours and grafted cells[J]. Nature materials, 2014, 13(4): 418-426.

[14] MALDINEY T, BALLET B, BESSODES M, et al. Mesoporous persistent nanophosphors for in vivo optical bioimaging and drug - delivery [J]. Nanoscale, 2014, 6(22): 13970-13976.

[15] YANG J, LIU Y X, ZHAO Y Y, et al. Ratiometric afterglow nanothermometer for simultaneous in situ bioimaging and local tissue temperature sensing[J]. Chemistry of materials, 2017, 29(19): 8119-8131.

[16] YANG J, ZHAO Y Y, MENG Y Q, et al. Irradiation-free photodynamic therapy in vivo induced by enhanced deep red afterglow within NIR-Ⅰ bio-window[J]. Chemical engineering journal, 2020, 387: 124067.

[17] VIJ D R, SINGH N. Luminescence and related properties of Ⅱ - Ⅵ semiconductors[M]. Hauppauge: Nova science publishers, 1998.

[18] JIA D D, ZHU J, WU B Q. Improvement of persistent phosphorescence of $Ca_{0.9}Sr_{0.1}S$: Bi^{3+} by codoping Tm^{3+}[J]. Journal of luminescence, 2000, 91

(1/2): 59-65.

[19] JIA D, MELTZER R S, YEN W M. Ce^{3+} energy levels relative to the band structure in CaS: Evidence from photoionization and electron trapping[J]. Journal of luminescence, 2002, 99(1): 1-6.

[20] JIA D D, JIA W Y, EVANS D R, et al. Trapping processes in CaS: Eu^{2+}, Tm^{3+}[J]. Journal of applied physics, 2000, 88(6): 3402-3407.

[21] JIA D D, ZHU J, WU B Q. Trapping centers in CaS: Bi^{3+} and CaS: Eu^{2+}, Tm^{3+}[J]. Journal of the electrochemical society, 2000, 147(1): 386.

[22] ZENG H H, ZHOU X M, ZHANG L, et al. Synthesis and luminescence properties of a novel red long lasting phosphor Y_2O_2S: Eu^{3+}, Si^{4+}, Zn^{2+}[J]. Journal of alloys and compounds, 2008, 460(1/2): 704-707.

[23] ROBBINS D J, CASWELL N S, AVOURIS P, et al. A diffusion model for electron-hole recombination in Zn_2SiO_4:(Mn, As) phosphors[J]. Journal of the electrochemical society, 132(11): 2784-2793.

[24] FEI Q, CHANG C K, MAO D L. Luminescent properties of $Sr_2MgSi_2O_7$ and $Ca_2MgSi_2O_7$ long lasting phosphors activated by Eu^{2+}, Dy^{3+}[J]. Journal of alloys and compounds, 2005, 390(1/2): 133-137.

[25] JIANG L, CHANG C K, MAO D L, et al. Luminescent properties of $Ca_2MgSi_2O_7$ phosphor activated by Eu^{2+}, Dy^{3+} and Nd^{3+}[J]. Optical materials, 2004, 27(1): 51-55.

[26] JIANG L, CHANG C K, MAO D L. Luminescent properties of $CaMgSi_2O_6$ and $Ca_2MgSi_2O_7$ phosphors activated by Eu^{2+}, Dy^{3+} and Nd^{3+}[J]. Journal of alloys and compounds, 2003, 360(1/2): 193-197.

[27] JIANG L L, XIAO S G, YANG X L, et al. Preparation and luminescence properties of yellow long-lasting phosphor $Ca_2ZnSi_2O_7$: Eu^{2+}, Dy^{3+}[J]. Materials science and engineering: B, 2013, 178(2): 123-126.

[28] SHI C S, FU Y B, LIU B, et al. The roles of Eu^{2+} and Dy^{3+} in the blue long-lasting phosphor $Sr_2MgSi_2O_7$: Eu^{2+}, Dy^{3+}[J]. Journal of luminescence, 2007, 122: 11-13.

[29] SABBAGH ALVANI A A, MOZTARZADEH F, SARABI A A. Effects of dopant concentrations on phosphorescence properties of Eu/Dy-doped Sr_3

$MgSi_2O_8$[J]. Journal of luminescence, 2005, 114(2): 131-136.

[30] LIN Y H, TANG Z L, ZHANG Z T, et al. Luminescence of Eu^{2+} and Dy^{3+} activated $R_3MgSi_2O_8$-based (R = Ca, Sr, Ba) phosphors[J]. Journal of alloys and compounds, 2003, 348(1/2): 76-79.

[31] MATSUZAWA T, AOKI Y, TAKEUCHI N, et al. ChemInform abstract: A new long phosphorescent phosphor with high brightness, $SrAl_2O_4$: Eu^{2+}, Dy^{3+}[J]. ChemInform, 1996, 27(49): [no].

[32] 闫武钊. 超长红外长余辉材料及其发光机理的研究和探索[D]. 合肥：中国科学技术大学, 2010.

[33] YAMAMOTO H, MATSUZAWA T. Mechanism of long phosphorescence of $SrAl_2O_4$: Eu^{2+}, Dy^{3+} and $CaAl_2O_4$: Eu^{2+}, Nd^{3+} [J]. Journal of luminescence, 1997, 72: 287-289.

[34] KATSUMATA T, SASAJIMA K, NABAE T, et al. Characteristics of strontium aluminate crystals used for long-duration phosphors[J]. Journal of the American ceramic society, 1998, 81(2): 413-416.

[35] LIN Y, YANG Z, ZHANG Z, et al. Anomalous luminescence in $Sr_4Al_{14}O_{25}$: Eu, Dy phosphors[J]. Applied physics letters, 2002, 81(6):996-998.

[36] ZHANG J Y, CHEN Q M, LIN Y H, et al. Improvement of water resistance of long afterglow $SrAl_2O_4$: Dy, Eu phosphor by coating with SiO_2 film[J]. 稀有金属:英文版, 2002, 21(2): 152-155.

[37] BOUTINAUD P, SARAKHA L, CAVALLI E, et al. About red afterglow in Pr^{3+} doped titanate perovskites[J]. Journal of Physics D: Applied Physics, 2009, 42(4): 045106.

[38] JIA W, JIA D, RODRIGUEZ T, et al. UV excitation and trapping centers in $CaTiO_3$: Pr^{3+}[J]. Journal of luminescence, 2006, 119: 13-18.

[39] ZHANG X M, ZHANG J H, ZHANG X, et al. Enhancement of red fluorescence and afterglow in $CaTiO_3$: Pr^{3+} by addition of Lu_2O_3[J]. Journal of luminescence, 2007, 122: 958-960.

[40] 高秀平. 稀土离子掺杂 Ca_2SnO_4 和 $CaSnO_3$ 多色长余辉发光材料的合成、性能与发光机理研究[D]. 兰州：兰州大学, 2016.

[41] 石明明. 锡酸盐长余辉发光材料的制备及发光性能调控[D]. 上海：上海

应用技术学院，2016.

[42] PANG R, LI C Y, ZHANG S, et al. Luminescent properties of a new blue long-lasting phosphor $Ca_2P_2O_7$: Eu^{2+}, Y^{3+} [J]. Materials chemistry and physics, 2009, 113(1): 215-218.

[43] PANG R, LI C Y, SHI L L, et al. A novel blue-emitting long-lasting proyphosphate phosphor $Sr_2P_2O_7$: Eu^{2+}, Y^{3+} [J]. Journal of physics and chemistry of solids, 2009, 70(2): 303-306.

[44] YAN W Z, LIU F, LU Y Y, et al. Near infrared long-persistent phosphorescence in $La_3Ga_5GeO_{14}$: Cr^{3+} phosphor[J]. Optics express, 2010, 18(19): 20215-20221.

[45] FU X Y, LIU C L, SHI J P, et al. Long persistent near infrared luminescence nanoprobes $LiGa_5O_8$: Cr^{3+}-PEG-OCH_3 for in vivo imaging[J]. Optical materials, 2014, 36(11): 1792-1797.

[46] YI X, CHEN Z T, YE S, et al. Multifunctionalities of near-infrared upconversion luminescence, optical temperature sensing and long persistent luminescence in $La_3Ga_5GeO_{14}$: Cr^{3+}, Yb^{3+}, Er^{3+} and their potential coupling [J]. RSC advances, 2015, 5(61): 49680-49687.

[47] 曾巍. 氧化物黄色长余辉材料的合成及发光性能研究[D]. 兰州：兰州大学，2016.

[48] LE MASNE DE CHERMONT Q, CHANÉAC C, SEGUIN J, et al. Nanoprobes with near-infrared persistent luminescence for in vivo imaging [J]. Proceedings of the national academy of sciences of the United States of America, 2007, 104(22): 9266-9271.

[49] YANG J, LIU Y X, YAN D T, et al. A vacuum-annealing strategy for improving near-infrared super long persistent luminescence in Cr^{3+} doped zinc gallogermanate nanoparticles for bio-imaging[J]. Dalton transactions, 2016, 45(4): 1364-1372.

[50] GONG Z, LIU Y X, YANG J, et al. A Pr^{3+} doping strategy for simultaneously optimizing the size and near infrared persistent luminescence of ZGGO: Cr^{3+} nanoparticles for potential bio-imaging [J]. Physical chemistry chemical physics, 2017, 19(36): 24513-24521.

[51] 阿不都卡德尔·阿不都克尤木. 基于近红外发光长余辉纳米材料的生物成像探针的制备及应用[D]. 天津：南开大学，2014.

[52] SHEN F J, DENG C Y, WANG X, et al. Effect of Si on near-infrared long persistent phosphor $Zn_3Ga_2Ge_{2-x}Si_xO_{10}$：2.5%$Cr^{3+}$[J]. Journal of materials science：Materials in electronics，2016，27(9)：9067-9072.

[53] SHI J P, SUN X, ZHU J F, et al. One-step synthesis of amino-functionalized ultrasmall near infrared-emitting persistent luminescent nanoparticles for in vitro and in vivo bioimaging[J]. Nanoscale，2016，8(18)：9798-9804.

[54] LIU F, CHEN Y F, LIANG Y J, et al. Phonon-assisted upconversion charging in $Zn_3Ga_2GeO_8$：Cr^{3+} near-infrared persistent phosphor[J]. Optics letters，2016，41(5)：954-957.

[55] LI J L, SHI J P, SHEN J S, et al. Specific recognition of breast cancer cells in vitro using near infrared-emitting long-persistence luminescent $Zn_3Ga_2Ge_2O_{10}$：Cr^{3+} nanoprobes[J]. Nano-micro letters，2015，7(2)：138-145.

[56] 杨健. 近红外超长余辉铬掺杂镓锗酸锌纳米粒子的制备、发光机理及其应用[D]. 长春：东北师范大学，2016.

[57] 史俊朋. 近红外长余辉发光纳米颗粒的制备及其生物成像应用[D]. 北京：中国科学院大学，2016.

[58] 李金磊. 近红外长余辉纳米探针在体外检测肿瘤细胞中的应用[D]. 泉州：华侨大学，2015.

[59] LI Z J, ZHANG Y W, WU X, et al. Direct aqueous-phase synthesis of sub-10 nm "luminous pearls" with enhanced in vivo renewable near-infrared persistent luminescence[J]. Journal of the American chemical society，2015，137(16)：5304-5307.

[60] ZHANG H S, YANG J, MENG Y Q, et al. Influences of Si doping on afterglow properties of $Zn_2Ga_{2.98}Ge_{0.75-x}Si_xO_8$：$Cr^{3+}_{0.02}$ nanoparicles for potential bioimaging[J]. Journal of luminescence，2019，213：197-203.

[61] ZHANG Z J, WANG J, CHEN C Y. Near-infrared light-mediated nanoplatforms for cancer thermo-chemotherapy and optical imaging[J]. Advanced materials，2013，25(28)：3869-3880.

[62] ZHEN D X, XIE D C, PU P K. Temperature-correlated afterglow of a semiconducting polymer nanococktail for imaging-guided photothermal therapy[J]. Angewandte chemie international edition, 2018,57(15):3938-3942.

[63] WEI W F, ZHANG X Y, ZHANG S, et al. Biomedical and bioactive engineered nanomaterials for targeted tumor photothermal therapy: A review [J]. Materials science and engineering: C, 2019, 104: 109891.

[64] WANG S W, ZHAO X Y, WANG S C, et al. Biologically inspired polydopamine capped gold nanorods for drug delivery and light-mediated cancer therapy[J]. ACS applied materials & interfaces, 2016, 8(37): 24368-24384.

[65] ZHAO T T, YU K, LI L, et al. Gold nanorod enhanced two-photon excitation fluorescence of photosensitizers for two-photon imaging and photodynamic therapy[J]. ACS applied materials & interfaces, 2014, 6(4): 2700-2708.

[66] HIRSCH L R, STAFFORD R J, BANKSON J A, et al. Nanoshell-mediated near-infrared thermal therapy of tumors under magnetic resonance guidance [J]. Proceedings of the national academy of sciences of the United States of America, 2003, 100(23): 13549-13554.

[67] HUANG X H, EL-SAYED I H, QIAN W, et al. Cancer cell imaging and photothermal therapy in the near-infrared region by using gold nanorods[J]. Journal of the American chemical society, 2006, 128(6): 2115-2120.

[68] ROCHA U, HU J, RODRÍGUEZ E M, et al. Subtissue imaging and thermal monitoring of gold nanorods through joined encapsulation with Nd-doped infrared-emitting nanoparticles[J]. Small, 2016, 12(39): 5394-5400.

[69] XIA Y N, LI W Y, COBLEY C M, et al. Gold nanocages: From synthesis to theranostic applications[J]. Accounts of chemical research, 2011, 44(10): 914-924.

[70] LI C X, ZHANG Y F, LI Z M, et al. Light-responsive biodegradable nanorattles for cancer theranostics[J]. Advanced materials, 2018, 30(8): 1706150.

[71] ZHENG T T, LI G G, ZHOU F, et al. Gold-nanosponge-based multistimuli-

responsive drug vehicles for targeted chemo-photothermal therapy[J]. Advanced materials, 2016, 28(37): 8218-8226.

[72] YAVUZ M S, CHENG Y Y, CHEN J Y, et al. Gold nanocages covered by smart polymers for controlled release with near-infrared light[J]. Nature materials, 2009, 8(12): 935-939.

[73] TIAN B, WANG C, ZHANG S, et al. Photothermally enhanced photodynamic therapy delivered by nano-graphene oxide[J]. ACS nano, 2011, 5(9): 7000-7009.

[74] YANG X J, LI Z H, JU E G, et al. Reduced graphene oxide functionalized with a luminescent rare-earth complex for the tracking and photothermal killing of drug-resistant bacteria[J]. Chemistry-a European journal, 2014, 20(2): 394-398.

[75] LIU Y P, LI W, SHEN D K, et al. Synthesis of mesoporous silica/reduced graphene oxide sandwich-like sheets with enlarged and "funneling" mesochannels[J]. Chemistry of materials, 2015, 27(16): 5577-5586.

[76] LIANG C, DIAO S, WANG C, et al. Tumor metastasis inhibition by imaging-guided photothermal therapy with single-walled carbon nanotubes[J]. Advanced materials, 2014, 26(32): 5646-5652.

[77] YANG Z Z, SUN Z R, REN Y, et al. Advances in nanomaterials for use in photothermal and photodynamic therapeutics (Review)[J]. Molecular medicine reports, 2019, 20(1): 5-15.

[78] SUO H, ZHAO X Q, ZHANG Z Y, et al. Upconverting $LuVO_4$: $Nd^{3+}/Yb^{3+}/Er^{3+}$@SiO_2@Cu_2S hollow nanoplatforms for self-monitored photothermal ablation[J]. ACS applied materials & interfaces, 2018, 10(46): 39912-39920.

[79] ZHANG Z Y, SUO H, ZHAO X Q, et al. NIR-to-NIR deep penetrating nanoplatforms Y_2O_3: Nd^{3+}/Yb^{3+}@SiO_2@Cu_2S toward highly efficient photothermal ablation[J]. ACS applied materials & interfaces, 2018, 10(17): 14570-14576.

[80] WANG S G, LI X, CHEN Y, et al. A facile one-pot synthesis of a two-dimensional MoS_2/Bi_2S_3 composite theranostic nanosystem for multi-modality

tumor imaging and therapy[J]. Advanced materials, 2015, 27(17): 2775-2782.

[81] WANG X, WU X Y, QIN J B, et al. Differential phagocytosis-based photothermal ablation of inflammatory macrophages in atherosclerotic disease [J]. ACS applied materials & interfaces, 2019, 11(44): 41009-41018.

[82] OU G, LI Z W, LI D K, et al. Photothermal therapy by using titanium oxide nanoparticles[J]. Nano research, 2016, 9(5): 1236-1243.

[83] ZHANG M K, WANG X G, ZHU J Y, et al. Double-targeting explosible nanofirework for tumor ignition to guide tumor-depth photothermal therapy [J]. Small, 2018, 14(20): 1800292.

[84] LIN X D, FANG Y, TAO Z H, et al. Tumor-microenvironment-induced all-in-one nanoplatform for multimodal imaging-guided chemical and photothermal therapy of cancer[J]. ACS applied materials & interfaces, 2019, 11(28): 25043-25053.

[85] ZHANG X, DU J F, GUO Z, et al. Efficient near infrared light triggered nitric oxide release nanocomposites for sensitizing mild photothermal therapy [J]. Advanced science, 2019, 6(3): 1801122.

[86] YANG H Y, ZHANG Y M, SONG J, et al. Boosting phototherapeutic efficiency with single NIR laser-activated ultrasmall bismuth sulfide quantum dots[J]. Chemical engineering journal, 2019, 375: 121941.

[87] LI J C, PU K Y. Development of organic semiconducting materials for deep-tissue optical imaging, phototherapy and photoactivation [J]. Chemical society reviews, 2019, 48(1): 38-71.

[88] CHEN Z, ZHAO P F, LUO Z Y, et al. Cancer cell membrane-biomimetic nanoparticles for homologous-targeting dual-modal imaging and photothermal therapy[J]. ACS nano, 2016, 10(11): 10049-10057.

[89] JIN C S, LOVELL J F, CHEN J, et al. Ablation of hypoxic tumors with dose-equivalent photothermal, but not photodynamic, therapy using a nanostructured porphyrin assembly[J]. ACS nano, 2013, 7(3): 2541-2550.

[90] YANG T, LIU L, DENG Y B, et al. Ultrastable near-infrared conjugated-polymer nanoparticles for dually photoactive tumor inhibition[J]. Advanced

materials, 2017, 29(31): 1700487.

[91] BRITES C D S, LIMA P P, SILVA N J O, et al. Thermometry at the nanoscale[J]. Nanoscale, 2012, 4(16): 4799.

[92] BRITES C D S, LIMA P P, SILVA N J O, et al. A luminescent molecular thermometer for long - term absolute temperature measurements at the nanoscale[J]. Advanced materials, 2010, 22(40): 4499-4504.

[93] MCLAURIN E J, BRADSHAW L R, GAMELIN D R. Dual - emitting nanoscale temperature sensors[J]. Chemistry of materials, 2013, 25(8): 1283-1292.

[94] ROCHA P J, BRITES D C D S, CARLOS P L D. Lanthanide organic framework luminescent thermometers[J]. Chemistry - a European journal, 2016, 22(42): 14782-14795.

[95] ZHANG X G, HUANG Y M, GONG M L. Dual-emitting Ce^{3+}, Tb^{3+} Co-doped LaOBr phosphor: Luminescence, energy transfer and ratiometric temperature sensing[J]. Chemical engineering journal, 2017, 307: 291-299.

[96] DONG N N, PEDRONI M, PICCINELLI F, et al. NIR-to-NIR two-photon excited CaF_2: Tm^{3+}, Yb^{3+} nanoparticles: Multifunctional nanoprobes for highly penetrating fluorescence bio-imaging[J]. ACS nano, 2011, 5(11): 8665-8671.

[97] CHEN Z J, ZHANG K Y, TONG X, et al. Phosphorescent polymeric thermometers for in vitro and in vivo temperature sensing with minimized background interference[J]. Advanced functional materials, 2016, 26(24): 4386-4396.

[98] KALYTCHUK S, POLÁKOVÁ K, WANG Y, et al. Carbon dot nanothermometry: Intracellular photoluminescence lifetime thermal sensing [J]. ACS nano, 2017, 11(2): 1432-1442.

第 2 章　实验样品的制备与性能表征

2.1　样品制备

2.1.1　实验试剂

本书样品制备与实验分析过程中所使用的化学试剂，如表 2.1 所示。

表 2.1　化学试剂

试剂名称	化学式	分子量	试剂纯度	生产厂家
四氯化锗	$GeCl_4$	214.452	99.99%	Alfa Aesar 公司
硝酸镓	$Ga(NO_3)_3 \cdot xH_2O$	255.74	99.99%	Aladdin 公司
硝酸铬	$Cr(NO_3)_3 \cdot 9H_2O$	400.148	99.99%	Aladdin 公司
醋酸锌	$Zn(CH_3COO)_2$	183.48	99.99%	Aladdin 公司
十六烷基三甲基溴化铵	$C_{19}H_{42}BrN$/CTAB	364.45	99%	Aladdin 公司
磷钨酸	$H_3O_{40}PW_{12}.xH_2O$	2 880.05	AR	Aladdin 公司
磷钨酸钠	$Na_3PO_4 \cdot 12WO_3 \cdot 18H_2O$	3 270.00	AR	Aladdin 公司
四氯金酸	$HAuCl_4 \cdot 3H_2O$	393.83	≥99.9%	Aladdin 公司
硼氢化钠	$NaBH_4$	37.83	98%	Aladdin 公司
硝酸银	$AgNO_3$	169.87	99.99%	Aladdin 公司
抗坏血酸	$C_6H_8O_6$/VC	176.12	AR	Aladdin 公司
聚乙烯吡咯烷酮	$(C_6H_9NO)_n$/PVP	111.141 8	—	国药集团化学试剂有限公司
硫代乙酰胺	C_2H_5NS/TAA	75.13	ACS	Aladdin 公司
甘露醇	$C_6H_{14}O_6$	182.17	AR	Aladdin 公司
硝酸铋	$Bi(NO_3)_3 \cdot 5H_2O$	485.07	≥99.99%	Aladdin 公司

表 2.1(续)

试剂名称	化学式	分子量	试剂纯度	生产厂家
聚(4-苯乙烯磺酸钠)	Poly(sodium 4-styrenesulfonate)/PSS	~70 000	—	Aladdin 公司
盐酸溶液	HCl	36.5	36.0%~38.0%	西陇科学股份有限公司
硝酸溶液	HNO_3	63	65.0%~68.0%	国药集团化学试剂北京有限公司
人血清白蛋白溶液	HSA	—	99%	上海华蓝化学科技有限公司
氢氧化钠	NaOH	40	电子级,99.9%	Aladdin 公司
超纯水	H_2O	18	18 MΩ · cm	实验室超纯水系统
磷酸二氢钾	KH_2PO_4	136.09	AR,99%	Aladdin 公司
磷酸氢二钠	$Na_2HPO_4 \cdot 12H_2O$	358.14	AR	Aladdin 公司
透析袋		截留分子量 8 000~14 000		长春翊博生物科技有限公司
Calcein/PI 细胞活性与细胞毒性检测试剂盒				上海碧云天生物技术股份有限公司
DAPI 染色液				上海碧云天生物技术股份有限公司

2.1.2　实验仪器与设备

本书样品制备过程中所使用的实验仪器与设备,如表 2.2 所示。

表 2.2　实验仪器与设备

仪器与设备名称	型号	生产厂家
智能磁力搅拌器	ZNCL-B140 * 140	巩义市予华仪器有限责任公司
集热式恒温磁力搅拌器	DF-101S	巩义市予华仪器有限责任公司
电子精密天平	ALC-210.4	赛多利斯集团
电热恒温干燥箱	DHG-9053A 型	上海右一仪器有限公司
离心机	TGL-16G	上海安亭科学仪器厂
超声机	SK3200HP	上海科导超声仪器有限公司
多功能化学气相沉积(CVD)退火炉	—	沈阳奇光真空技术研究所
压片机	769YP-150	天津市科器高新技术有限公司
超纯水机	SU-S1-20H	四川科瑞峰环境科技有限公司

2.1.3 样品合成

(1) CTAB 辅助的 $Zn_2Ga_{2.98}Ge_{0.75}O_8:Cr_{0.02}^{3+}$(ZGGO:$Cr^{3+}$@ CTAB)样品的合成

本节采用水热法结合随后的真空热处理制备得到了 CTAB 辅助合成的 $Zn_2Ga_{2.98}Ge_{0.75}O_8:Cr_{0.02}^{3+}$纳米粒子样品,样品的基本合成如图 2.1 所示。首先,将 $Ga(NO_3)_3 \cdot x\ H_2O$, $Cr(NO_3)_3 \cdot 9H_2O$, $Zn(COOH)_2$、CTAB 按照一定的化学计量比充分溶解在一定量的超纯水中,并在 50 ℃恒温加热条件下持续搅拌 20 min。随后,停止加热继续搅拌,待混合溶液温度降至 25 ℃后加入一定比例的 $GeCl_4$使之完全溶解。接着,使用稀盐酸溶液和一定浓度的 NaOH 溶液调节上述混合溶液至弱碱性(pH 值为 8.0),充分搅拌均匀得到乳白色胶状前驱体溶液。将前驱体溶液移至高压反应釜内,置于恒温干燥箱中 180 ℃恒温加热 4 h。加热结束后自然降温,室温下取釜芯底部白色沉淀物水洗并烘干。此时,我们制备得到了镓锗酸锌掺铬(ZGGO:Cr^{3+}@ CTAB)初始粉末样品。最后,我们将 ZGGO:Cr^{3+}@ CTAB 初始粉末样品置于多功能 CVD 退火炉中,在一定压强条件下 800 ℃恒温处理 1 h,从而得到了最终的长余辉纳米材料样品。

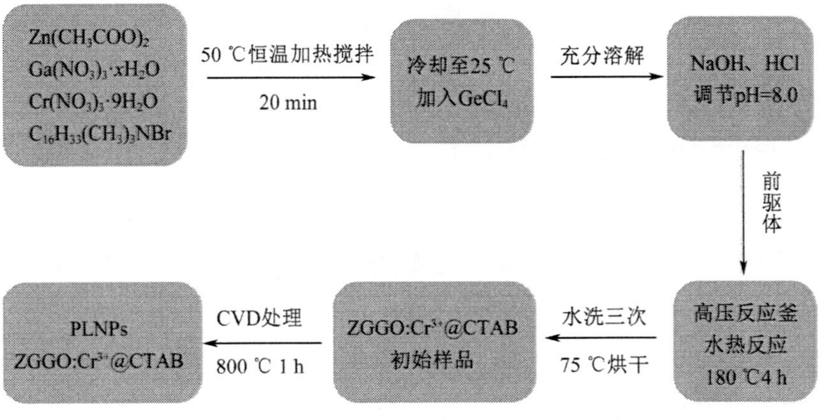

图 2.1 ZGGO:Cr^{3+}@CTAB 超长余辉纳米粒子的合成过程

(2) GNRs 样品的合成

本节通过 CTAB 辅助种子诱导法合成了 GNRs 样品,样品的基本合成过程如图 2.2 所示[1]。第一步,需要制备金种子溶液。将 CTAB 与 $HAuCl_4 \cdot 9H_2O$ 按照一定的化学计量比混合并在 30 ℃条件下恒温均匀搅拌,随后将新鲜的冰 $NaBH_4$溶液快速地加入混合溶液中并维持在 30 ℃恒温条件下剧烈搅拌 20 min。

最终，得到 1.5 nm 左右的球状的金种子溶液（A 液）。在这个合成过程中，$NaBH_4$作为一种强还原剂先将溶液中三价的 Au^{3+}离子还原成零价 Au 原子，随后表面活性剂 CTAB 形成胶束将多个 Au 原子输运并包覆成球，从而形成球状的金种子溶液。第二步，需要制备金棒生长液。按照一定的化学计量比，依次将 CTAB、$AgNO_3$、$HAuCl_4 \cdot 9H_2O$ 分散溶解于一定量的超纯水中，持续缓慢均匀搅拌，随后缓慢逐滴滴加抗坏血酸（AA）溶液，此过程一直维持 30 ℃恒温，得到了用于金棒合成的生长液（B 液）。在这一过程中，AA 作为一种弱还原剂能够将 Au^{3+}离子（黄色）还原成 Au^+离子（无色）。而为了得到高产率的金棒溶液，Ag^+离子的存在是至关重要的。同时，Ag^+离子有效控制了纳米金棒的生长，而无 Ag^+离子参与的条件下，将会产生更多其他形貌的金纳米材料[2-5]。第三步，取少量的金种子溶液注入生长液中，温和缓慢地搅拌均匀后恒温静置 12 h，最终，我们成功制备并得到了一定尺寸的 CTAB 修饰的 GNRs 溶液。在这一过程中，种子溶液的加入使得 Au（Ⅰ）络合物离子进一步还原成 GNRs。在 GNRs 合成的过程中可以发现，通过控制 $HAuCl_4$、$AgNO_3$和 AA 的配比，能够有效控制生长合成具有不同长径比的金纳米棒材料。正常情况下，随着溶液中 Ag^+离子浓度的增加，GNRs 的长径比呈现逐渐增大的趋势，但当 Ag^+离子浓度超过 0.12 mmol/L后，粒子的长径比则出现减小的趋势，而 Au^{3+}也存在相似的情况。另外，随着 AA 浓度的增加，GNRs 的长径比呈现减小的趋势。

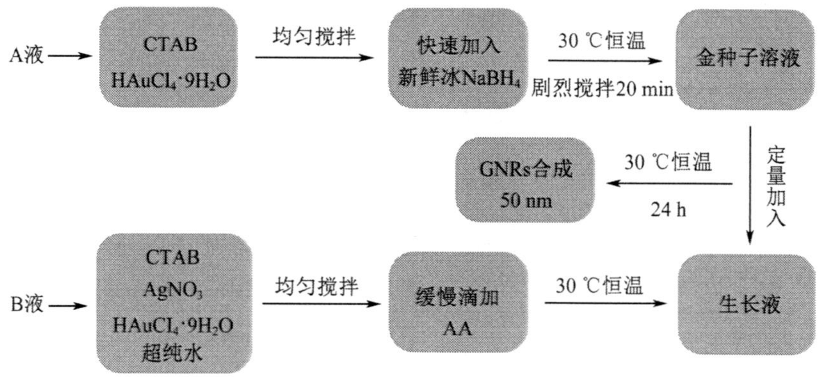

图 2.2　GNRs 的合成过程

（3）超小 Bi_2S_3纳米粒子的合成

首先，将 TAA 充分溶解在一定量的超纯水中，记为 A 液。随后，按照一定的化学计量比依次将 PVP、$C_6H_{14}O_6$、$Bi(NO_3)_3 \cdot 5H_2O$ 充分溶解于一定量的超纯水中,记为 B 液。接着,将 A 液缓慢滴加到 B 液中,均匀搅拌后将混合液移至锥形瓶中,将其置于油浴锅内 100 ℃恒温缓慢搅拌 100 min。样品的基本合成过程如图 2.3 所示。最后,将得到的棕色溶液产物转移至活化后的透视袋(截留分子量 8 000~14 000)内进行透析以便去除多余的离子,透析过程中注意每隔 2 h 换一次水,透析 24 h。最终我们成功得到了超小尺寸的 Bi_2S_3 纳米材料。

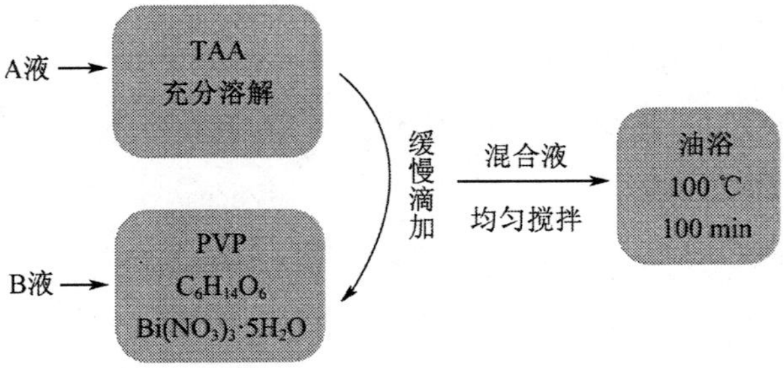

图 2.3　Bi_2S_3 纳米粒子合成过程

(4)负染色透射电子显微镜(TEM)样品的制备

在本书中,为了通过 TEM 观察到纳米粒子表面有机分子基团的存在,我们需要在制备电镜样品时通过对支持膜的修饰来增大电镜测试观察时样品与支持膜间的衬度比。负染色电镜样品的基本制备流程为:首先,将 CTAB 辅助水热合成结合真空热处理制备得到的 ZGGO 纳米粒子样品加入 HCl/乙醇比例性混合溶液中,并进行一定程度的研磨刻蚀(前提:我们合成的纳米粉体材料不溶于 HCl 和乙醇,也不会与二者发生任何的化学反应)。随后,将研磨后的样品反复超声醇洗三次后取一定量的样品进行稀释,稀释到合适的电镜滴加浓度。接下来,使用超纯水配置 2%左右的磷钨酸钠溶液备用。吸取 20 μL 的样品滴加到碳支持膜上待其自然干燥,然后再吸取适量的磷钨酸钠溶液覆加到碳支持膜的表面,静止 20~80 s 后使用滤纸沿支持膜一侧将溶液吸掉。最后,视情况将支持膜使用滤纸和超纯水反复吸洗 1~3 次,得到最终的 TEM 待测试样品。

2.2　性能表征的仪器与设备

本书样品在性能表征过程中所使用的仪器与设备如表 2.3 所示。

表 2.3　实验仪器与设备

实验仪器与设备	型号及规格	主要配件参数	生产厂家
X 射线粉末衍射仪	D/MAX-2500	Cu 靶 $\lambda_{K\alpha}$=0.154 184 nm	日本理学电机工业株式会社
场发射透射电子显微镜	JEOL-2100F	分辨率:0.19 nm(点) 0.1 nm(线) 最大加速电压:200 kV 放大倍数:×(50~150)万	日本电子株式会社
场发射扫描电子显微镜	Quanta FEG250	—	美国 FEI
荧光分光光度计	RF-5301PC	150 W 氙灯 波长精准度:±1.5 nm 光电倍增管:R928	日本岛津
紫外分析仪	ZF-8	紫外滤波片:200 mm×80 mm 紫外波长:254 nm、302 nm、365 nm	日本岛津
紫外-可见-近红外分光光度计	UV-3600	积分球模式 扫描范围:200~3 000 nm	日本岛津
傅里叶变换红外光谱仪	Nicolet 6700	光谱范围:350~7 800 cm^{-1} 分辨率:>0.09 cm^{-1} 波长精度:<0.01 cm^{-1}	美国 Thermo Fisher Scientific
电感耦合等离子体原子发射光谱仪 ICP-AES	Prodigy	Ba 检测限≤0.001 mg/L Cr 检测限≤0.007 mg/L Fe 检测限≤0.001mg/L Mn 检测限≤0.002 mg/L	美国利曼 LEEMAN
激光扫描共聚焦显微镜	Olympus FV-1000	紫外 LD405:405 nm 25 mW MAr:458 nm、488 nm、515 nm 40 mW HeNe Green:543 nm 1 mW; HeNe Red:633 nm 10 mW	奥林巴斯

表 2.3(续)

实验仪器与设备	型号及规格	主要配件参数	生产厂家
小动物活体分子成像系统	LB 983	—	德国伯托科技
红外热像仪	FLIR E8	320×240 像素 热灵敏度:<0.06 ℃/<60 mK 温度范围:−20~250 ℃	菲力尔
光学参量振荡器	SpitLight Single OPO	脉冲宽度:5 ns 波长范围:220~350 nm 420~2 400 nm	德国 InnoLas
数字存储示波器	WaveSurfer 62MXs-B	600 MHz 5 GS/s	美国力科 LeCroxy
卓立汉光光谱仪	Omni-λ300	焦距:300 mm	北京卓立汉光仪器有限公司
拉曼光谱仪	LabRAM HR Evolution	光谱分辨率: ≤0.35 cm^{-1} 光谱范围:50~9 000 cm^{-1} 焦长:800 mm	法国 HORIBA
Nd:YAG 激光器	SpitLight 600	输出波长:355 nm 脉冲宽度:6 ns 重复频率:10 Hz	德国 InnoLas 公司
纳米粒度电位仪	ZS90	精确度:0.12 μm · cm/(V · s) 灵敏度:10 mg/mL	马尔文帕纳科 Malvern Panalytical

2.3 性能的表征方法

2.3.1 结构与形貌表征

为了对样品的物相结构进行表征，我们采用了基本的 X 射线衍射(XRD)测试分析实验。XRD 是目前最为基本的一种分析晶体结构的实验测试技术，通过 XRD 分析能够利于帮助我们有效分析材料的化学成分、物相组成、相结构、相形貌、相分布、相大小以及材料缺陷，从而更好地研究材料的性能。晶体被认为是固态物质存在的一种基本形式，与非晶态物质相比最明显的区别就在于其具有周期性排列的物质结构，满足三维空间内的标准排列堆积。测试过程中晶体材料能够被视为 X 光的光栅，对此大量粒子(原子、离子或分子)所产生的相干散射会出现光的干涉作用，最终使得受到粒子散射的 X 射线出现强度增强或减弱的情况。最终，由于大量粒子散射波的叠加作用，相干而产生最大强度的光束称为 X 射线的衍射线。满足 X 射线衍射的条件，根据布拉格定律分析：

$$2d\sin\theta = n\lambda \tag{2.1}$$

λ、d、θ、n 分别代表 X 射线波长、晶面间距、衍射角以及发生衍射的级次。测试常用靶材有 Cr/Fe/Co/Ni/Cu/Mo/Ag，本书中测试所用靶材是 Cu 靶，$\lambda_{K\alpha}$ = 0.154 184 nm；测试时设备的工作电流和电压分别为 100 mA/40 kV。经过数据的采集计算以及后期的比对分析，我们能够初步确定材料样品的晶体结构。

为了分析样品的形貌及尺寸分布，本书分别利用 TEM 和扫描电子显微镜(SEM)将材料进行测试表征。简言之，就是通过高能电子束轰击粒子的方式对样品的形貌、尺寸和晶体结构等进行测试观察。

2.3.2 光学性能表征

本书包括以下几种光谱主要表征方式：

(1)激发、发射和紫外-可见-近红外吸收光谱表征

发射光谱是指样品在特定的激发波长下，其发射光强度与入射光波长之间的关系曲线。而激发光谱是指样品在特定监测波长下，其发射光强度与入射光波长之间的关系曲线。

(2)傅里叶变换红外光谱和拉曼光谱表征

无论是傅里叶变换红外光谱还是拉曼光谱,二者均能够提供材料的分子结构信息。而二者的区别在于,傅里叶变换红外光谱是用于研究极性基团的非对称振动。拉曼光谱是测量漫反射信号,记录的是拉曼位移与散射光强度的关系,常用于研究非极性基团与骨架的对称振动。

(3)热释发光及光激励性能表征

在本书中,对于 ZGGO:Cr^{3+}@CTAB 长余辉材料,在某一波长的光激发下,位于材料基态的载流子跃迁至激发态,再通过导带被陷阱能级部分捕获。而热释发光就是在光激发停止后,通过对材料加热的方式将陷阱中的载流子释放使其回到激发态,再通过辐射跃迁回到基态。记录此过程中发光强度与材料升温温度相关关系曲线,即热释关系曲线。通过对曲线的分析,能够明确材料的陷阱数目、陷阱深度、陷阱类型等相关信息[6-7]。

光激励发光(PSL)主要是针对材料的深陷阱进行分析,是指材料先经过一定时间的激发辐照填充陷阱,再使用长波激光器(808 nm、980 nm 等)光源再激励的方式使得存储在深陷阱中的载流子实现去俘获过程回到激发态,从而实现辐射跃迁发光。PSL 衰减曲线反映了受激发光信号强度同时间的变化关系。

(4)余辉特性表征

为了分析材料的余辉发光特性,利用 Omni-λ300 分光光度计对材料的余辉发光衰减曲线进行采集,余辉发光是指材料经过一段时间的外光源辐照能量存储后,待辐照停止能量再以光的形式释放出来的过程。测试时将监测波长固定于某一特定发射波长位置,再对发射强度与时间的变化关系曲线进行监测采集,即得到材料的余辉发光衰减曲线。我们能够通过此方式确定材料的余辉发光时间,还能够结合其他测试手段来对材料的余辉发光机理进行进一步分析。

对于余辉发射光谱,我们还称之为磷光光谱,它是指在辐照停止后,材料在某一时刻的发射光谱。通过对磷光光谱的强弱以及信噪比分析,一定程度上表征了材料长余辉发光性能的好坏。

(5)发光动力学表征

为了进一步对材料的发光机理进行研究分析,我们进行了样品的荧光寿命测试分析。荧光寿命是指样品被特定波长的激光激发后,物质位于基态的载流子跃迁至激发态,再以辐射跃迁的形式回到基态,当激光停止激发后,材料的荧光强度下降到激光激发时荧光最大强度 I_0 的 1/e 所需要的时间。对于本书中的发光动力学测试,所用到的激光器脉宽约为 5 ns,相关信号采集光路如图 2.4 所示,得到的荧光衰减曲线通过指数拟合的方式进行最优化拟合,即可得到材料的相关荧光寿命。

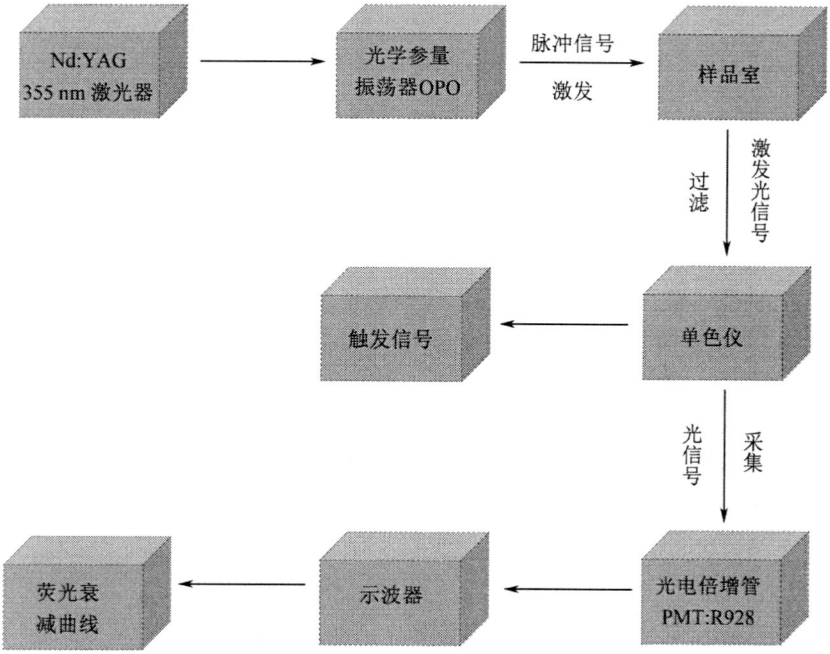

图 2.4　发光动力学测试信号采集系统

2.3.3　PTT-生物成像一体化性能测定与表征

一体化性能表征主要包括余辉发射光谱采集、实时温度采集以及余辉成像采集。首先,材料的余辉发射光谱通过荧光分光光度计 B1500A 在快扫模式下进行光谱采集。其次,对于光热治疗过程中的浅组织实时温度,我们通过菲力尔红外热成像仪进行采集,热成像仪可以自动识别热点最高值且免对焦,空间分辨率为 2.6 mrad,热灵敏度<0.06 ℃/<60 mK。而材料表征相关的余辉成像通过小动物活体分子成像系统进行采集,设备配备了冷电荷耦合器件(CCD)慢速扫描相机系统,适应生物发光信号较弱的问题,曝光时间短,成像快,可实时进行监测成像。通过使用彩色 CCD 图像传感器,能获得全方位的彩色图像。

参考文献

[1] YANG X J, LIU X, LIU Z, et al. Near-infrared light-triggered, targeted drug delivery to cancer cells by aptamer gated nanovehicles[J]. Advanced materials, 2012, 24(21): 2890-2895.

[2] NIKOOBAKHT B, EL-SAYED M A. Preparation and growth mechanism of gold nanorods (NRs) using seed-mediated growth method[J]. Chemistry of materials, 2003, 15(10): 1957-1962.

[3] BUSBEE B D, OBARE S O, MURPHY C J. An improved synthesis of high-aspect-ratio gold nanorods[J]. Advanced materials, 2003, 15(5): 414-416.

[4] JANA N R, GEARHEART L, MURPHY C J. Seed-mediated growth approach for shape-controlled synthesis of spheroidal and rod-like gold nanoparticles using a surfactant template[J]. Advanced materials, 2001, 13(18): 1389-1393.

[5] LIU M Z, GUYOT-SIONNEST P. Mechanism of silver(I)-assisted growth of gold nanorods and bipyramids[J]. The journal of physical chemistry B, 2005, 109(47): 22192-22200.

[6] 赵路. 基于稀土离子 4f-4f 和 4f-5d 跃迁的光学温度传感[D]. 合肥：中国科学技术大学, 2019.

[7] EXARHOS G J. 光学材料的表征[M]. 哈尔滨：哈尔滨工业大学出版社, 2014.

第3章 CTAB修饰的ZGGO:Cr^{3+} NIR超长余辉发光纳米粒子的制备及其性能表征

当前,针对镓锗酸锌长余辉纳米材料的有关研究已经取得了一定的进展,其良好的近红外超长余辉性能受到了广泛的研究关注。同时,材料在无荧光背景生物成像、药物输送的定位追踪、余辉相关纳米温度探针的建立应用以及无创化的癌症监测治疗等方面具有巨大的应用前景。正如前文所言,确保材料在生物光学窗口范围内具有良好的余辉应用性能是进一步研究应用的关键。而对于长余辉材料而言,另一个满足生物应用的前提就是合适的纳米粒子尺寸、易修饰的表面形貌以及良好的生物相容性。

在本章中,我们采用CTAB自组装辅助水热合成结合真空热处理的方式成功制备了具有尖晶石结构的ZGGO:Cr^{3+}@CTAB超长余辉发光纳米材料。详细研究分析了不同CTAB胶束浓度参与的水热合成过程对长余辉纳米粒子尺寸、形貌、均一性、晶体生长以及NIR余辉发光性能的影响。

3.1 ZGGO:Cr^{3+}@CTAB纳米粒子的制备

在本章中,通过x mmol CTAB($x=0.00, 0.08, 0.16, 0.32, 0.40, 0.48$)辅助$Zn_2Ga_{2.98}Ge_{0.75}O_8$:$Cr_{0.02}^{3+}$水热合成过程制备得到了ZGGO:$Cr^{3+}$@CTAB余辉纳米粒子。基本制备流程如下:

(1)明确计划合成样品的量,根据$Zn_2Ga_{2.98}Ge_{0.75}O_8$:$Cr_{0.02}^{3+}$分子式中不同元素离子的摩尔比称量不同质量的原料,首先将$Ga(NO_3)_3 \cdot xH_2O$、$Cr(NO_3)_3 \cdot 9H_2O$、$Zn(COOH)_2$、CTAB溶解在20 mL的超纯水中并充分超声,随后置于恒温加热搅拌器上在50 ℃恒温条件下充分搅拌20 min。

(2)待混合溶液降温至25 ℃左右,快速加入一定化学计量比的$GeCl_4$溶液并充分超声搅拌使之完全溶解。

(3)使用HCl溶液和NaOH溶液将混合溶液pH值调节至8.0,充分搅拌均匀后形成乳白色胶状前驱体溶液。

(4)将前驱体溶液转移到聚四氟乙烯内衬高压反应釜中,随后置于电热恒温干燥箱中180 ℃恒温加热4 h,关闭加热后自然降温至室温。

(5)取出釜芯内白色沉淀,使用超纯水反复超声水洗三次去除未反应杂质离子等,后置于电热恒温干燥箱中75 ℃左右烘干,得到ZGGO:Cr^{3+}@CTAB初始粉末样品。

(6)将初始粉末样品通过多功能CVD退火炉800 ℃恒温1 h(加热压强:5.0×10^{-4} Pa)加热处理,最终得到了ZGGO:Cr^{3+}@CTAB超长余辉纳米粉体材料。

3.2 ZGGO:Cr^{3+}@CTAB纳米粒子的晶体结构表征

通过CTAB辅助水热合成的方式,我们成功制备得到了不同胶束浓度参与的ZGGO:Cr^{3+}@CTAB纳米粉末样品,样品的XRD图谱如图3.1所示。值得强调的是,实验中所使用的胶束溶液浓度均大于CTAB第一临界胶束浓度,以确保CTAB在参与材料晶体生长合成过程中是以形成胶束的形式来影响这一系列过程的[1]。随后,通过与标准衍射图谱(JCPDS:25-1018,38-1240)做对比我们能够发现,不同CTAB参与合成的初始粉末样品都没有明显的杂相衍射峰出现,这说明CTAB的参与并未影响ZGGO:Cr^{3+}晶体的生长形成,我们成功制备得到了具有尖晶石结构的纯相ZGGO:Cr^{3+}@CTAB初始粉体样品。对此,我们认为晶体在成核生长阶段并未因为CTAB胶束对晶体生长基元的输运过程而导致ZnO/Ga_2O_3杂相出现,详细的辅助生长过程我们将在下文中进行分析。随后,对制得的初始粉末样品进行CVD真空热退火处理,经真空800 ℃热处理1 h后的样品XRD图谱如图3.2所示。可以发现,不同CTAB胶束浓度参与合成的样品经热处理后仍然是纯相,没有明显的衍射杂相出现。在前期的工作研究中我们认为,样品的真空热处理过程同时伴随着Zn^{2+}、Ge^{4+}离子从内部向表面的一个扩散过程[2]。因此,在这里我们认为 CTAB 的存在并未对热处理过程中阳离子的扩散过程产生影响,使用水热法结合随后的真空热处理,成功制备了热稳定性良好的纯相 ZGGO:Cr^{3+}@ CTAB 纳米粉末样品。同时还能够发现,CTAB 参与合成样品的衍射峰强度是无 CTAB 参与样品衍射峰强度的 2 倍,我们对 x mmol CTAB 辅助水热合成的 ZGGO:Cr^{3+}@ CTAB (x = 0.00,0.08,0.16,0.32,0.40,0.48) 粉末样品真空热处理后 XRD 图谱 (311) 面衍射峰进行拟合,得到样品的半峰宽如表 3.1 所示,可以发现 CTAB 参与合成的样品其半峰宽明显小于无 CTAB 参与合成的样品。因此,我们认为 CTAB 的参与促进了晶体的成核及生长过程,有效提高了纳米粒子的结晶性[3-4]。

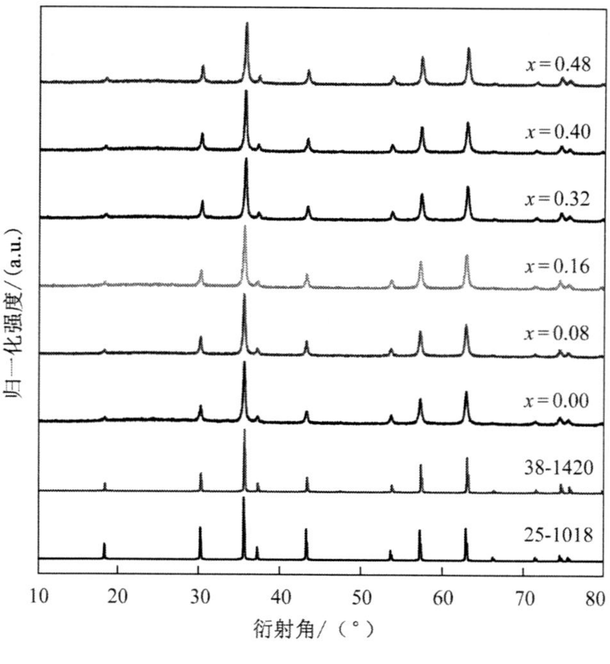

图 3.1　x mmol CTAB 辅助水热合成 ZGGO:Cr^{3+}@CTAB (x=0.00, 0.08, 0.16, 0.32, 0.40, 0.48) 初始粉末样品的 XRD 图谱

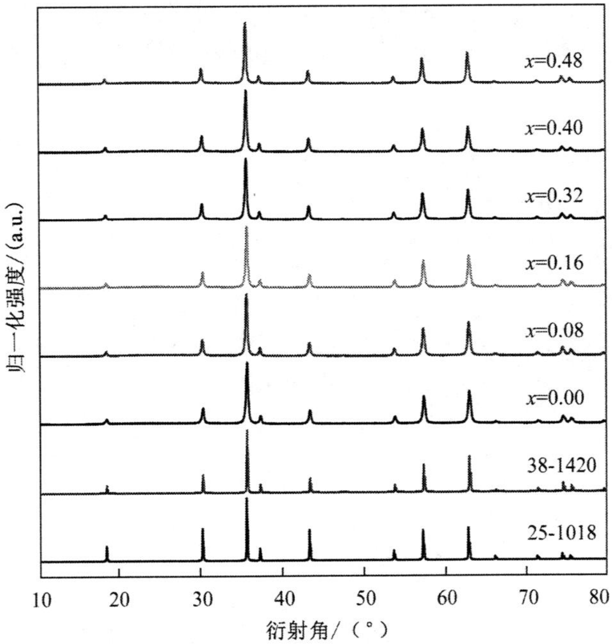

图 3.2　x mmol CTAB 辅助水热合成 ZGGO:Cr^{3+}@CTAB（x=0.00，0.08，0.16，0.32，0.40，0.48）粉末样品真空处理后的 XRD 图谱

表 3.1　x mmol CTAB 辅助水热合成的 ZGGO:Cr^{3+}@CTAB（x=0.00，0.08，0.16，0.32，0.40，0.48）粉末样品真空热处理后 XRD 图谱（311）面衍射峰拟合半峰宽

样品/mmol	x=0.00	x=0.08	x=0.16	x=0.32	x=0.40	x=0.48
半峰宽/(°)	0.295	0.279	0.274	0.269	0.261	0.265

3.3　ZGGO:Cr^{3+}@CTAB 纳米粒子的表面形貌分析

为了分析不同 CTAB 胶束浓度参与的水热合成过程对 ZGGO:Cr^{3+}@CTAB（x=0.00,0.08,0.16,0.32,0.40,0.48）纳米粒子尺寸、形貌及分散性的影响，需要分析样品的 SEM 图片，如图 3.3 所示。从图中可以发现，当没有 CTAB 参与水热合成时，纳米粒子尺寸分布不均匀、形貌多表现为方形且有明显的团聚出现。而随着 CTAB 参与水热过程当中，纳米粒子均匀性明显提升、形貌更趋近于球形且粒子的分散性变好。当 $x=0.40$ mmol 时,纳米粒子的形貌、均匀性及分散性都达到最优。但是,随着 CTAB 量的继续增加,纳米粒子的形貌等优势呈现一个负变化。根据现有报道可以知道,CTAB 的第一临界胶束浓度(CMC)为 8.9×10^{-4} mol/L,在第一胶束浓度范围内 CTAB 形成的是球状胶束;第二临界胶束浓度为 2.1×10^{-2} mol/L,在第二胶束浓度范围内 CTAB 形成的是棒状胶束[1,5-6]。在我们的样品合成过程中,当 $x=0.08,0.16,0.32,0.40$ mmol 时,CTAB 胶束溶液浓度处于第一 CMC 范围内,此时,CTAB 对纳米粒子的辅助水热生长过程产生了一定的正影响,促进了晶体的均匀性生长。当 $x=0.40$ mmol(即2.0×10^{-2} mol/L)时,胶束溶液浓度处于第一 CMC 与第二 CMC 的临界点,属于球状胶束浓度最大值,此时 CTAB 在晶体生长过程中对晶体各方面性能影响最大,保证了晶体在最优化取向生长环境下合成,得到了近球形的尺寸分布均匀的 ZGGO:Cr^{3+}@CTAB 纳米粒子材料。而当 $x=0.48$ mmol(即 2.4×10^{-2} mol/L)时,CTAB 形成的是棒状胶束,使得纳米粒子原本的球形取向生长规律被打破,从而导致了纳米粒子形貌不统一、尺寸分布不均的现象出现,同时胶束浓度过大致使纳米粒子再次发生团聚情况。也就是说,为了得到最优化的球状纳米粒子,需要确保 CTAB 胶束溶液浓度不超过第二 CMC,且在允许浓度范围内(第一 CMC)达到一个胶束溶液浓度的最大值。

为了明确纳米粒子的尺寸分布情况,需要对 SEM 图片进行粒径分布计算,不同 CTAB 胶束浓度参与的水热合成过程对 ZGGO:Cr^{3+}@CTAB ($x=0.00$, 0.08,0.16,0.32,0.40,0.48) 纳米粒子尺寸分布的影响如表 3.2 所示。从表中能够发现,对于无 CTAB 参与水热合成过程,其余辉纳米离子的平均粒径尺寸约为 49.8 nm,方差为 14.7 nm,说明纳米粒子的尺寸均匀性较差。而当 CTAB 辅助水热合成过程后,可以发现随着 CTAB 参与量的增加,纳米粒子的平均粒径尺寸没有发生明显改变,而标准方差有一定的减小。也就是说,我们试图通过 CTAB 辅助水热合成过程来调控纳米粒子的形貌、尺寸分布以及均匀性的策略是可行的。

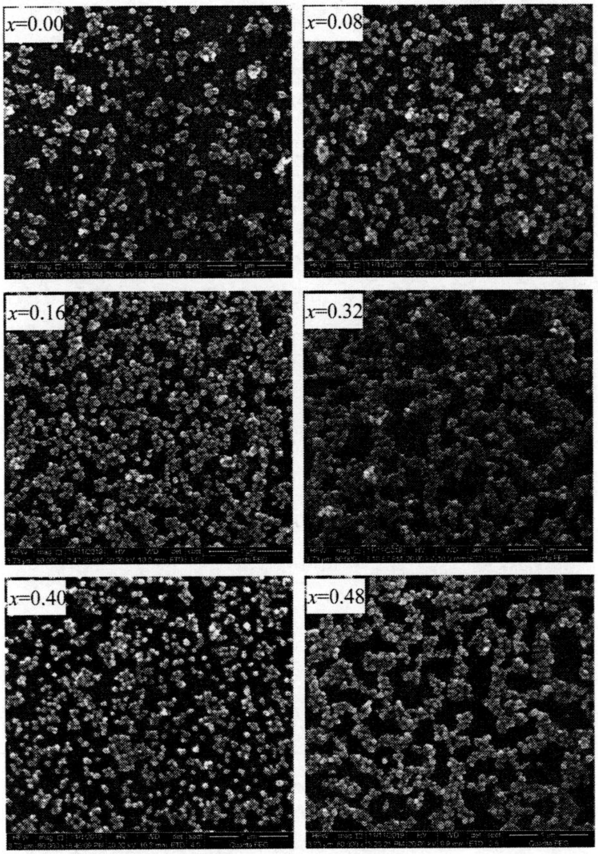

图 3.3　x mmol CTAB 辅助水热合成的 ZGGO:Cr^{3+}@CTAB（x=0.00,0.08,0.16,0.32,0.40,0.48）纳米粒子真空热处理后的 SEM 图片

表 3.2　真空热处理后 x mmol CTAB 辅助水热合成 ZGGO:Cr^{3+}@CTAB（x=0.00,0.08,0.16,0.32,0.40,0.48）纳米粒子的尺寸分布

样品	平均粒径/nm	标准方差/nm
$x=0.00$	49.8	14.7
$x=0.08$	47.1	10.8
$x=0.16$	47.2	10.1
$x=0.32$	48.6	10.3
$x=0.40$	47.6	9.6
$x=0.48$	48.3	10.6

3.4 ZGGO:Cr^{3+}@CTAB纳米粒子的光学性能表征

3.4.1 ZGGO:Cr^{3+}@CTAB纳米粒子的光致发光

为了研究CTAB参与的水热合成过程对ZGGO:Cr^{3+}余辉纳米粒子光致发光性能的影响,我们通过压片的形式确保了样品性能可对比前提,并对样品进行了荧光光谱测试。图3.4和图3.5分别展示了x mmol CTAB辅助水热合成的ZGGO:Cr^{3+}@CTAB(x=0.00,0.08,0.16,0.32,0.40,0.48)余辉纳米粒子的激发和发射光谱。从图3.4中可以发现,在697 nm波长监测下,样品在220~660 nm波长范围内存在四个主要的激发峰。根据过渡金属离子d^3组态的Tanabe-Sugano图可以知道,样品265 nm左右的吸收峰与ZGGO基质中Ga-O电荷迁移态与Cr^{3+}间的能量传递有关[2,7]。而位于320 nm、440 nm、598 nm左右的吸收峰分别归属于发光中心Cr^{3+}离子的基态$^4A_2(^4F)$电子到激发态$^4T_1(^4P)$、$^4T_1(^4F)$以及$^4T_2(^4F)$间的跃迁吸收[8-9]。同时能够清楚地观察到,CTAB参与水热过程合成样品的吸收强度强于无CTAB参与的样品。同时,随着CTAB参与量的增加,样品的激发光谱强度增加,且当x=0.40 mmol时样品的激发性能达到最优(约为x=0.00 mmol时的2倍)。而从图3.5中可以发现,在600 nm的光激发下,样品的发射光谱由一个697 nm处的窄峰和一个712 nm处的宽峰叠加而成,两个发射峰分别归属于Cr^{3+}离子的$^2E(^2G)\rightarrow{}^4A_2(^4F)$以及$^4T_2(^4F)\rightarrow{}^4A_2(^4F)$间的能级跃迁[8,10]。同样地,随着CTAB参与量的增加,样品的NIR发射强度逐渐增强,当x=0.40 mmol时样品的发射性能达到最优。在这里,我们根据位于八面体晶体场环境中关于过渡金属离子(三价)d^3电子组态的Tanabe-Sugano图可以知道,相较于^2E能级的稳定性,$^4T_2$能级随周围晶体场环境变化较为明显,如图3.6所示。而通过图3.5观察到发射光谱为^2E和$^4T_2$为跃迁发射信号的叠加,说明了ZGGO:Cr^{3+}@CTAB纳米材料的晶体场为$Dq/B=2.2$附近的中等晶体场环境。在我们工作组发表的论文中也已计算证明了这一论点[11]。

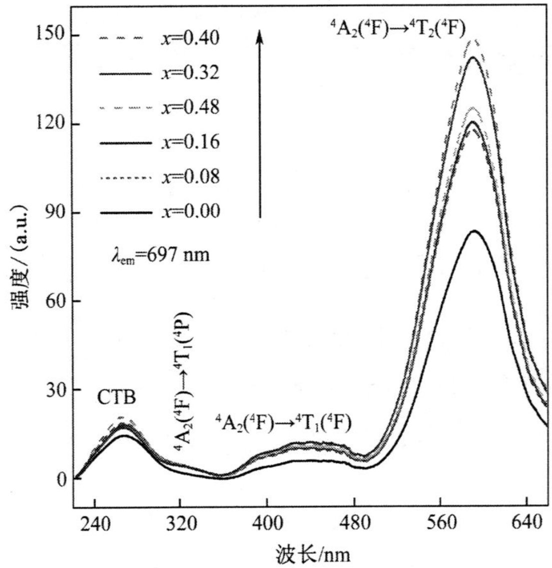

图3.4彩图

图 3.4　*x* mmol CTAB 辅助水热合成的 ZGGO:Cr^{3+}@CTAB（*x*=0.00，0.08，0.16，0.32，0.40，0.48）余辉纳米粒子真空热处理后的激发光谱

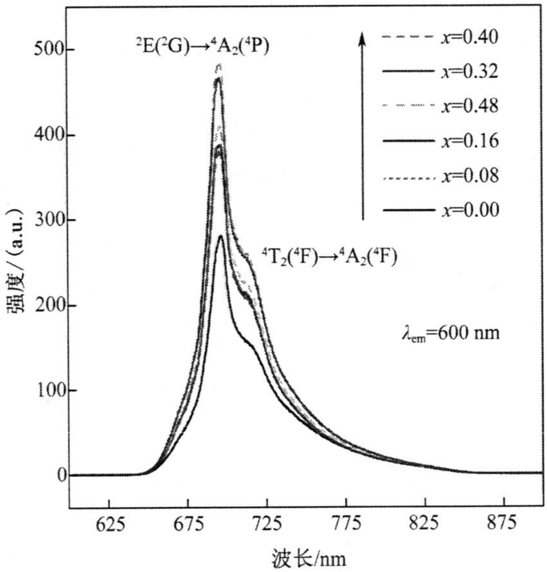

图3.5彩图

图 3.5　*x* mmol CTAB 辅助水热合成的 ZGGO:Cr^{3+}@CTAB（*x*=0.00,0.08,0.16,0.32,0.40,0.48）余辉纳米粒子真空热处理后的发射光谱

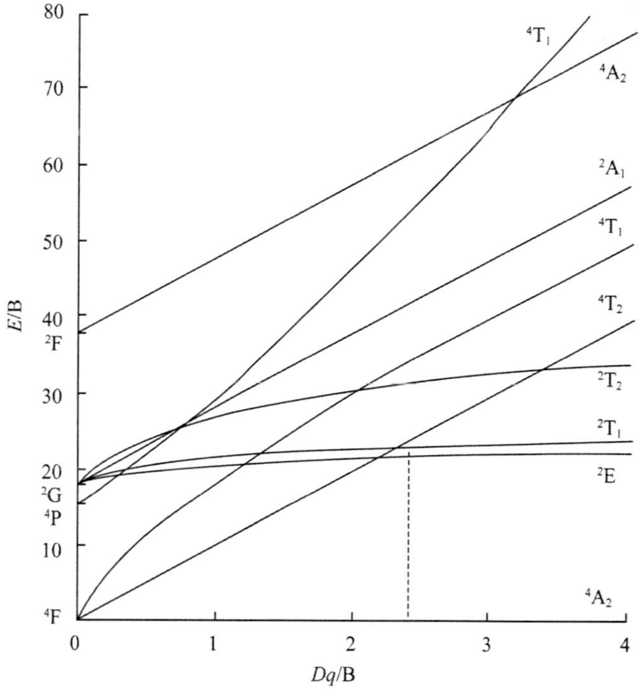

图 3.6　ZGGO:Cr^{3+} 晶体场中 Cr^{3+} 离子的 Tanabe-Sugano 图

结合目前的研究报道,我们认为在 CTAB 参与的水热合成过程中,适宜条件下,CTAB 可以完全水解形成带有疏水基的 $C_{19}H_{42}N^+$ 阳离子基团和游离的带负电的 Br^- 离子。在晶体合成过程中 Br^- 离子不参与任何反应,在后期的水洗过程中会被完全去除,而 $C_{19}H_{42}N^+$ 阳离子基团会通过静电吸附和位阻效应影响镓盐及锌盐的溶解以及随后的晶体形成过程。在水热过程中,$C_{19}H_{42}N^+$ 与 $Zn(OH)_4^{2-}$、$Ga(OH)_6^{3-}$ 通过静电吸附作用形成离子对,从而在之后的晶体生长过程中 $C_{19}H_{42}N^+$ 起到了有序输运生长基元的作用,使得晶体缓慢、有序、有取向性地成核以及生长[12-13]。锌盐和镓盐在水热过程中的相关水解反应方程式如下:

$$Zn(COOH)_2 \rightarrow Zn^{2+} \rightarrow Zn(OH)_2 \rightarrow Zn(OH)_4^{2-} \tag{3.1}$$

$$Ga(NO_3)_3 \cdot x\ H_2O \rightarrow Ga^{3+} \rightarrow Ga(OH)_3 \rightarrow Ga(OH)_6^{3-} \tag{3.2}$$

与此同时,$C_{19}H_{42}N^+$ 会随之吸附在晶体的表面形成有序的疏水膜,最终在晶体表面起到钝化表面的作用从而影响了样品的荧光发光。而要知道,$C_{19}H_{42}N^+$ 阳离子基团是疏水的,在水热合成过程中单单一层疏水膜是无法在水环境中存在的。因而,此时会出现另外一层的 CTAB 分子层,表现为 CTAB 长长的疏水尾部向内与第一层的疏水尾部交叉叠加，而带正电的亲水头部向外存在，最终在纳米粒子表面形成具有良好亲水性的 CTAB 双分子层，如图 3.7(a) 所示[14]。为了验证 CTAB 确实包覆于 ZGGO:Cr^{3+} 纳米粒子的表面，我们通过磷钨酸钠负染色的方式制备 TEM 样品来提升样品与碳支持膜的对比衬度，从而得到了如图 3.7(b) 所示的 TEM 图片。从图中能够清晰地观察到，在每一个纳米粒子的表面都包覆着一层晕圈，我们初步认为 CTAB 双分子层存在于纳米粒子的表面[15]。经测量晕圈壳层的厚度约为 3 nm，我们都知道 CTAB 分子链的长度约为2.27 nm，而 CTAB 双分子层交叉包覆在纳米粒子的表面后约为 1.5 倍的分子链长度(理论值为 3.4 nm)，发现理论值和实验测量值几乎相等，这也有力地证明了纳米离子表面的晕圈壳层确实为 CTAB 双分子层。

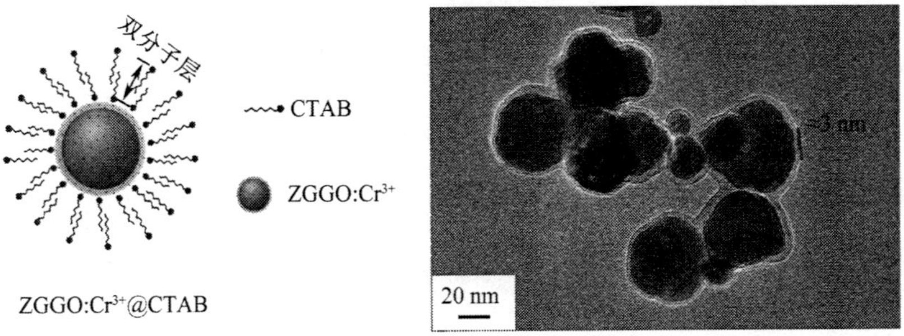

(a) (b)

图 3.7 (a) CTAB 双分子层包覆在 ZGGO:Cr^{3+} 纳米粒子表面的包覆形式模拟示意图；(b) x=0.40 mmol CTAB 参与水热合成 ZGGO:Cr^{3+}@CTAB 余辉纳米粒子的负染色 TEM 图片

为了进一步验证 CTAB 双分子层存在于纳米粒子表面这一猜想，x mmol CTAB 辅助水热合成 ZGGO:Cr^{3+}@CTAB (x=0.00,0.08,0.16,0.32,0.40,0.48) 纳米粒子的水体系 Zeta 电位测试图谱如图 3.8 所示。从图中可以观察到，无 CTAB 参与水热过程合成的纳米粒子表面带负电(约为−18 mmol)，而 CTAB 参与水热合成过程后，纳米粒子的表面电性发生了明显的改变，从原来的负电电性变成了正电电性，这也正与上文中我们分析纳米粒子表面双分子层的存在情况相吻合，证明了 CTAB 参与水热合成过程后最终成功修饰了纳米粒子的表面。同时，能够发现随着 CTAB 参与量的增加纳米粒子表面电性逐渐变大，当 x=0.40 mmol 时，纳米粒子的表面电性值达到最大，而我们知道纳米粒子的表面电性越大说明纳米粒子在水中的分散性越稳定。因此，当 x=0.40 mmol 时纳米粒子在水中的稳定性达到最优，这为我们之后的进一步分析实验应用奠定了基础。

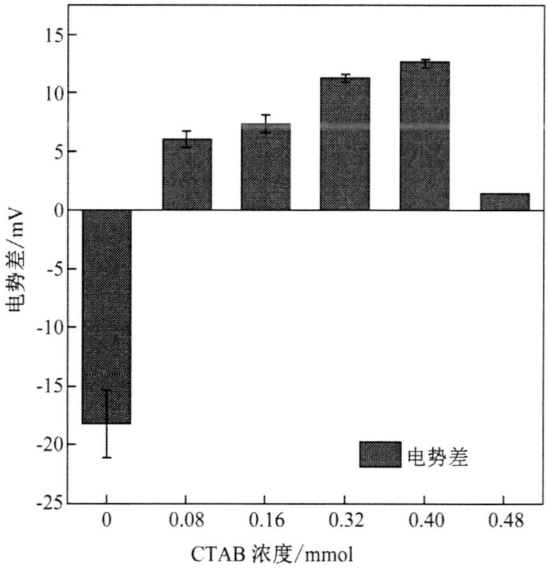

**图 3.8　*x* mmol CTAB 辅助水热合成的 ZGGO:Cr^{3+}@CTAB
(*x*=0.00,0.08,0.16,0.32,0.40,0.48) 余辉纳米粒子的 Zeta 电位分析测试**

为了详细分析 CTAB 参与水热合成过程对纳米粒子表面和内部 Cr^{3+}离子发光的影响,我们对样品的荧光光谱进行分峰拟合。以 ZGGO:Cr^{3+}@CTAB (*x*=0.40 mmol) 样品为例,能够发现样品的发射光谱由三个发射峰拟合得到,如图 3.9 所示。纳米粒子表面缺陷态的存在,使得表面发光中心 Cr^{3+}所处的晶体场强度相对于内部较弱[2]。而根据图 3.6 Cr^{3+}离子的 Tanabe-Sugano 图能够知道$^4T_2$能级会随晶体场强弱的变化而明显变化,因此位于$^4T_2(^4F) \rightarrow {}^4A_2(^4F)$间的能级跃迁可以拟合成与表面和内部相关的两部分贡献。而因为^2E 能级受晶体场环境变化不大,所以$^2E(^2G) \rightarrow {}^4A_2(^4F)$ 间的能级跃迁无法通过拟合区分开粒子表面与内部的发光贡献。基于以上的分析,我们知道图中的三个拟合峰(1,2,3)分别归属于内部和表面 Cr^{3+}离子的$^2E(^2G) \rightarrow {}^4A_2(^4F)$ 跃迁、内部 Cr^{3+}离子的$^4T_2(^4F) \rightarrow {}^4A_2(^4F)$跃迁以及表面 Cr^{3+}离子的$^4T_2(^4F) \rightarrow {}^4A_2(^4F)$跃迁。

有关 *x* mmol CTAB 辅助水热合成的 ZGGO:Cr^{3+}@CTAB (*x*=0.00,0.08,0.16,0.32,0.40,0.48) 纳米粒子发射光谱的分峰拟合及计算拟合结果如表3.3所示。从表中能够发现,随着样品发射光的增强,内部和表面 Cr^{3+}离子发光的贡献均在增强,而源于表面的发光增强比是低于内部发光比的,这从 $A_3/(A_2+A_3)$

比值的降低可以知道。在这里,我们认为表面发光的增强是与 CTAB 双分子层对纳米粒子表面包覆钝化有关,而内部发光的增强则可能与 CTAB 参与的水热合成过程提高了纳米粒子的结晶性、改变了 Cr^{3+} 离子发光中心周围的晶体场环境相关。

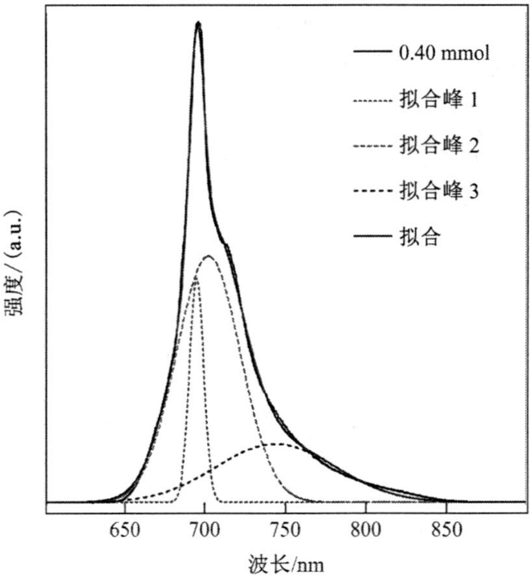

图3.9彩图

图 3.9　CTAB 辅助水热合成的 ZGGO:Cr^{3+}@CTAB（x=0.40 mmol）余辉纳米粒子的发射光谱拟合

表 3.3　x mmol CTAB 辅助水热合成的 ZGGO:Cr^{3+}@CTAB（x=0.00,0.08,0.16,0.32,0.40,0.48）余辉纳米粒子发射光谱的分峰拟合及计算结果

样品	A_2	A_3	$A_3/(A_2+A_3)$
x=0.00	7 133.49	4 362.37	0.38
x=0.08	9 769.58	4 620.01	0.32
x=0.16	10 553.22	4 916.15	0.32
x=0.32	10 007.84	4 543.15	0.31
x=0.40	12 331.25	5 406.97	0.30
x=0.48	11 977.36	5 582.64	0.32

注:A 为拟合峰面积。

3.4.2　ZGGO:Cr^{3+}@CTAB 纳米粒子的超长余辉性能

为了分析 CTAB 参与水热合成过程对纳米粒子长余辉发光性能的影响,

x mmol CTAB 辅助水热合成的 ZGGO:Cr^{3+}@CTAB（x=0.00,0.08,0.16,0.32,0.40,0.48）余辉纳米粒子的余辉衰减曲线如图 3.10 所示。将样品通过 254 nm 的紫外灯辐照 5 min 后停止辐照静置 3 min,随后在 697 nm 监测波长下采集得到不同样品的余辉衰减曲线。实验结果表明,所有样品的余辉发光时间都超过了 15 h,是良好的 NIR 长余辉应用材料。而相比于无 CTAB 参与合成的样品,CTAB 的参与使得材料的余辉发光性能进一步提升,且随着 CTAB 参与量的增加而逐步增强。当 x=0.40 mmol 时,样品的余辉发光强度约为无 CTAB 参与合成样品的 2 倍。接下来随着 CTAB 参与量的进一步增加,样品的余辉发光强度开始出现衰减的趋势。在余辉采集 910 min 之后,我们又对样品的磷光谱进行采集,如图 3.10 插图所示,能够发现,在辐照停止 910 min 后仍然能够观察到样品的余辉发射信号,而无 CTAB 参与合成样品的磷光谱强度较弱。对于样品的余辉发光曲线,曲线的积分面积能够看作是长余辉纳米粒子中对余辉发光存在贡献的陷阱所存储的总能量。根据目前的文献报道,我们知道余辉发光的陷阱主要是 $Zn_{Ga}^{'}$-Ga_{Zn}° 反替位缺陷对[16],也就是说,CTAB 在参与辅助水热合成的过程中促进了 $Zn_{Ga}^{'}$-Ga_{Zn}° 反替位缺陷对的形成,从而提升了纳米粒子的余辉发光强度。

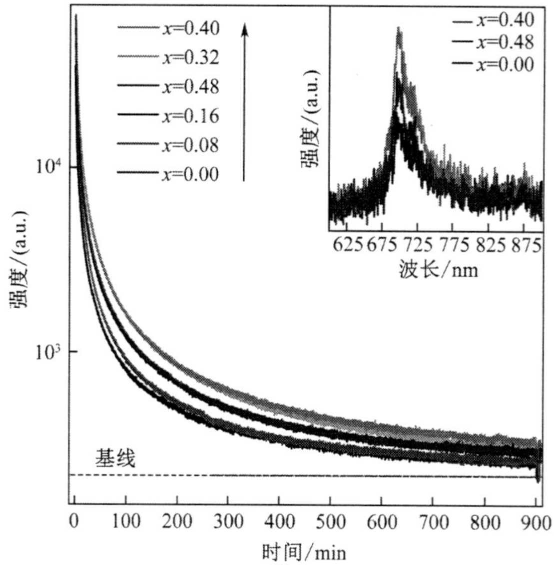

图3.10彩图

图 3.10　x mmol CTAB 辅助水热合成的 ZGGO:Cr^{3+}@CTAB（x=0.00,0.08,0.16,0.32,0.40,0.48）余辉纳米粒子在停止 254 nm 紫外光辐照（辐照时间:5 min）后的余辉衰减曲线（监测波长:697 nm）,插图是紫外辐照停止 910 min 后样品的磷光发射谱

3.5 ZGGO:Cr^{3+}@CTAB 纳米粒子的陷阱分析

众所周知,余辉纳米材料基质中所存在陷阱的数目多少、陷阱深浅以及陷阱类型会直接影响到材料余辉发光性能的优劣。而通过对上文的数据分析我们已经了解到,CTAB 参与的水热过程合成的 ZGGO:Cr^{3+}@CTAB 材料的余辉发光性能明显增强,从而说明纳米粒子中余辉相关的反替位缺陷陷阱增多。在这里,为了探究 CTAB 辅助的水热合成过程对陷阱的影响,图 3.11 给出了 x mmol CTAB 辅助水热合成的 ZGGO:Cr^{3+}@CTAB(x=0.00,0.08,0.16,0.32,0.40,0.48 余辉纳米粒子在 254 nm 灯光辐照 5 min 后再静置 5 min 而后得到的热释发光曲线。在测试过程中的监测波长为 697 nm,升温速率为 7.4 K/min,升温区间为 287~510 K。实验结果表明,样品在 350 K 左右均具有一个较宽的热释发光峰,并且随着 CTAB 辅助水热合成过程参与量的增加,样品的热释发光峰峰位并没有发生明显的移动。而根据 Urbach 公式,我们能够依据热释发光峰位相对的温度值(T_m)大致计算出每一个样品的陷阱深度(E_t)[17]:

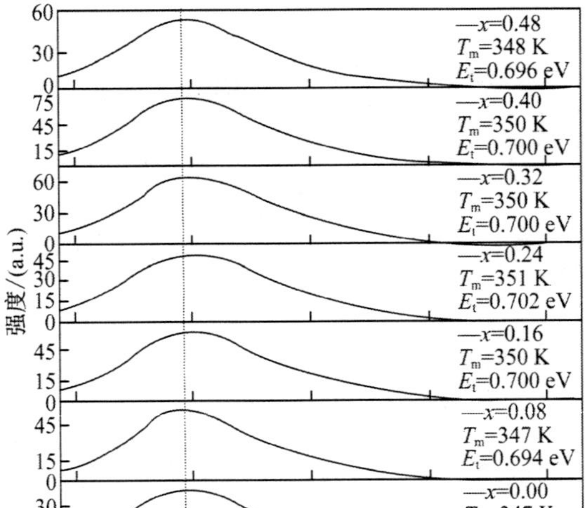

图 3.11 x mmol CTAB 辅助水热合成的 ZGGO:Cr^{3+}@CTAB (x=0.00,0.08,0.16,0.32,0.40,0.48) 余辉纳米粒子的热释发光曲线

$$E_t = T_m/500 \quad (3.3)$$

通过计算能够发现,随着 CTAB 参与量的增加,样品的陷阱深度并未发现明显的变化。但通过热释发光峰可以发现基质中所存在的陷阱数目大幅度增加,而陷阱数目的增加则意味着陷阱与 Cr^{3+} 发光中心之间的距离变小,使得材料在激发存储时能够存储更多的能量,最终观察到样品更加优异的超长余辉发光性能[18-20]。

为了进一步验证 CTAB 的参与确实促进了更多反替位缺陷对的形成,x mmol CTAB 辅助水热合成的 ZGGO:Cr^{3+}@CTAB (x = 0.00,0.08,0.16,0.32,0.40,0.48) 余辉纳米粒子的拉曼光谱如图 3.12 所示。从图中我们能够观察到两个拉曼震动信号,分别在 612 cm^{-1} 和 720 cm^{-1} 附近,这两个拉曼信号分别归属于 ZGGO 晶格中 Zn−O 四面体结构中 T_{2g} 和 A_{1g} 的活性振动模式[21]。随着 CTAB 参与水热合成量的增加,拉曼峰的强度明显降低,表明 CTAB 的参与导致具有对称伸缩振动的 ZnO_4 四面体大量减少,也就是说在此过程中产生了更多的与反替位缺陷相关的畸变基团。这一结果也与我们的热释发光曲线分析结果相吻合。

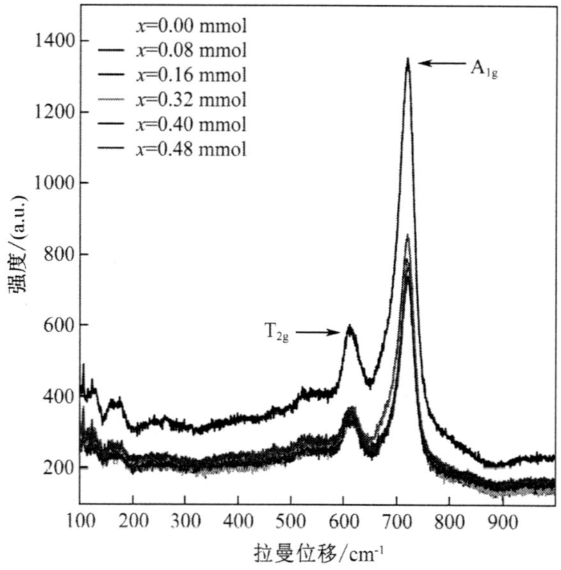

图3.12彩图

图 3.12　x mmol CTAB 辅助水热合成的 ZGGO:Cr^{3+}@CTAB (x = 0.00,0.08,0.16,0.32,0.40,0.48) 余辉纳米粒子的拉曼光谱

结合样品余辉衰减曲线、热释发光曲线以及拉曼光谱的分析结果,我们知道 CTAB 参与辅助水热合成过程使得样品的陷阱深度虽然没有明显变化，但陷阱数目明显增多。当 $x = 0.40$ mmol 时，陷阱数目最多，约为无 CTAB 参与合成纳米粒子基质中陷阱数目的 2 倍。因此，我们认为在 CTAB 辅助水热合成的过程中，CTA^+通过静电结合的方式运送生长基元，而恰恰是该有序的输运过程使得晶体生长更加容易，因此也促进了晶体生长过程中畸变晶格生长的输运，从而促进了更多 $Zn_{Ga}'-Ga_{Zn}^{\circ}$ 反替位缺陷对的形成，即更多陷阱的形成。而 CTAB 的参与仅仅是辅助输运生长过程，并不会导致陷阱深浅发生改变。

而为了了解陷阱的类型，我们进行了进一步的验证分析。根据我们课题组已有的研究分析知道，在 592 nm 的激发辐照后，ZGGO:Cr^{3+} 纳米粒子的 NIR 余辉发光归因于与隧穿过程相关陷阱的贡献。在这里，x mmol CTAB 辅助水热合成的 ZGGO:Cr^{3+}@CTAB（x=0.00，0.08，0.16，0.32，0.40，0.48）余辉纳米粒子在停止 592 nm 光辐照 5 min 后的余辉衰减曲线采集，如图 3.13 所示。能够发现，随着 CTAB 在水热合成过程中参与量的增加，样品的余辉衰减曲线几乎没有发生明显的变化。从插图也观察到，不同样品的磷光发射谱强度区别不大。由此，我们认为 CTAB 参与的合成过程所产生的反替位缺陷陷阱是与热激活相关的，而非与隧穿相关的陷阱。

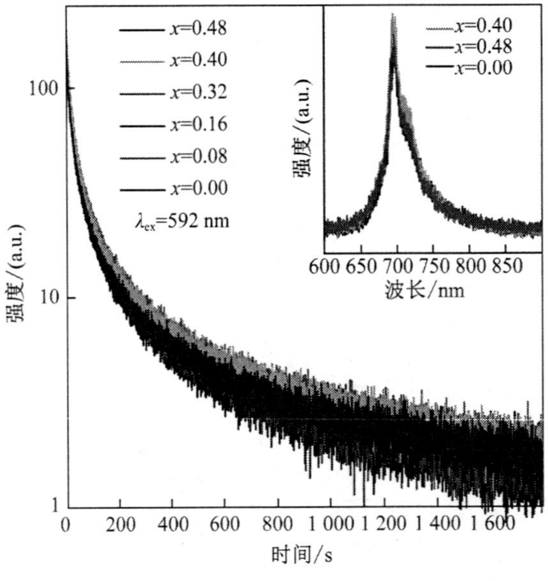

图3.13彩图

图 3.13　x mmol CTAB 辅助水热合成的 ZGGO:Cr^{3+}@CTAB（x=0.00，0.08，0.16，0.32，0.40，0.48）余辉纳米粒子在停止 592 nm 光辐照（辐照时间：5 min）后的余辉衰减曲线（监测波长：697 nm），插图是辐照停止 1 800 s 后样品的磷光发射谱

3.6　ZGGO:Cr^{3+}@CTAB 纳米粒子的发光动力学分析

为了详细探究 CTAB 参与的水热合成对 ZGGO:Cr^{3+}@CTAB 纳米粒子表面及内部 Cr^{3+}发光中心周围晶体场环境的影响,图 3.14 给出了 x mmol CTAB 辅助水热合成的 ZGGO:Cr^{3+}@CTAB (x=0.00,0.08,0.16,0.32,0.40,0.48) 余辉纳米粒子的荧光衰减曲线及数据拟合曲线。根据我们工作组前期的工作基础可以知道,ZGGO 样品的近红外发射光谱来源主要有两个,分别为来源于纳米粒子表面和内部的 Cr^{3+}离子发光。因此,当在 575 nm 激光激发下,通过监测 697 nm 处得到样品的荧光衰减曲线,对曲线拟合需要使用四指数。在这里,寿命相对较长的两段(ms 级)被归属于源于 Cr^{3+}离子发光中心$^2E\rightarrow{}^4A_2$的自旋禁戒跃迁,而另外相对较短的两段寿命(μs 级)则被归属于源于 Cr^{3+}离子发光中心$^4T_2\rightarrow{}^4A_2$的自旋允许跃迁[7,22]。同时,在同等级的寿命中还分别存在一长一短两段寿命,分别归属于分布在表面和内部的 Cr^{3+}离子发光。这是由于在纳米粒子的表面存在着更多的缺陷,使得位于纳米粒子表面的 Cr^{3+}离子相比于内部的 Cr^{3+}离子占据的格位对称性更低,以至于相比于内部,表面的发光寿命更短[2]。基于以上的分析,在图 3.14 中我们对样品的荧光衰减曲线进行了拟合,能够发现拟合曲线与测试曲线完美重合,相关的拟合结果如表 3.4 所示。可以发现,随着 CTAB 参与量的增加样品的各段寿命均呈现变长的趋势,表明 CTAB 辅助的水热合成过程在对纳米粒子起到了表面钝化的同时也在纳米粒子的生长过程中对晶体内部 Cr^{3+}离子所处局域环境产生了影响。

通常,荧光寿命可以通过如下公式得到:

$$1/\tau = P_r + P_{nr} + P_{tr} \tag{3.4}$$

式中,P_r、P_{nr}和 P_{tr}分别代表离子的辐射跃迁几率,无辐射跃迁几率以及能量传递几率[23]。根据我们上文的实验分析论证可以知道,在 CTAB 辅助合成的 ZGGO:Cr^{3+}@CTAB 纳米粒子表面成功包覆了 CTAB 双分子层,而正是由于 CTAB 的包覆对纳米离子起到了表面钝化的作用。这主要归因于超小粒子材料具有大的比表面积,而此时在纳米粒子的表面就会存在大量的如缺陷、陷阱、断键、悬键的晶格损伤或吸附分子。因此,此时的表面状态作为一种无辐射跃迁的通道,在很大程度上对纳米粒子的发光性能进行了猝灭。而当纳米粒子的表面被钝化后,使得纳米粒子的表面缺陷被修复,消除掉了表面的猝灭中心,从而提高了材料的发光效率。换句话说,纳米粒子表面双分子层的存在使得材料表面的非辐射跃迁几率降低,从而使得纳米粒子表面的荧光寿命变长[24-25]。

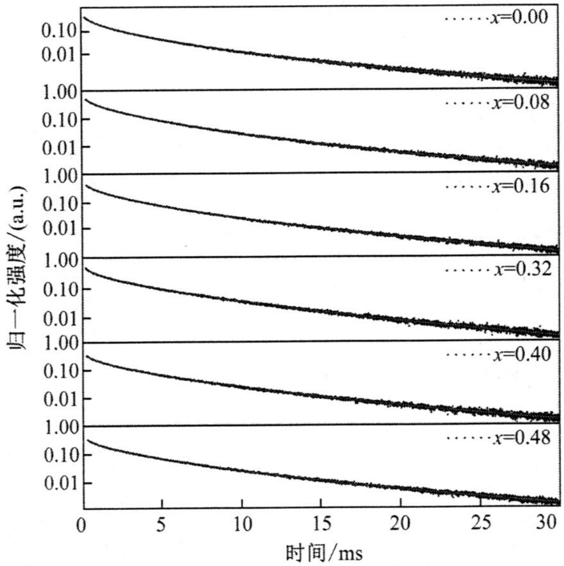

图 3.14　x mmol CTAB 辅助水热合成的 ZGGO:Cr^{3+}@CTAB(x=0.00,0.08,0.16,0.32,0.40,0.48)余辉纳米粒子在 575 nm 激发下的荧光衰减曲线(λ_{em}=697 nm)

表 3.4　x mmol CTAB 辅助水热合成 ZGGO:Cr^{3+}@CTAB(x=0.00,0.08,0.16,0.32,0.40,0.48)纳米粒子的荧光衰减拟合结果

样品	衰减[a]($^2E \rightarrow {}^4A_2$)/ms	衰减[b]($^4T_2 \rightarrow {}^4A_2$)/μs
x= 0.00	τ_s=2.4,τ_i=6.2	τ_s=195.5,τ_i=861.6
x= 0.08	τ_s=2.3,τ_i=6.2	τ_s=235.9,τ_i=825.4
x= 0.16	τ_s=2.7,τ_i=6.8	τ_s=227.4,τ_i=958.6
x= 0.32	τ_s=3.2,τ_i=7.7	τ_s=249.5,τ_i=1 060.6
x= 0.40	τ_s=3.3,τ_i=7.9	τ_s=242.5,τ_i=1 122.3
x= 0.42	τ_s=2.6,τ_i=6.9	τ_s=228.4,τ_i=838.1

同时,综合上文的实验结果可以知道,CTAB 辅助水热合成得到的样品的荧光发光及余辉发光强度均是增强的状态。这种情况理论上来讲,纳米粒子相关的辐射跃迁几率和无辐射跃迁几率是同时增加的,根据公式分析此时的寿命应该呈现变小的趋势,但这与我们的寿命拟合数据是相悖的。因而,此时源于纳米粒子内部 Cr^{3+}离子相关寿命的增大只能归因于能量传递的影响。根据现有研究报道分析可知,在 ZGGO:Cr^{3+}@ CTAB 纳米粒子中存在发光中心离子周围由反替位缺陷对产生的局域电场,在光激发条件下会导致电子空穴对的分离与俘获,也就是说发光中心与反替位缺陷陷阱之间存在着电荷转移的过程[8,26-27]。而根据上文的分析我们知道,CTAB 辅助水热合成过程得到的纳米粒子中产生了更多的反替位缺陷,因此将内部 Cr^{3+}离子相关能级跃迁寿命的增加归因于反替位缺陷诱导的能量传递的影响。

最后,为了分析 ZGGO:Cr^{3+}@ CTAB 纳米粒子在生物体中的可应用性,图 3. 15(a)展示了 x mmol CTAB 辅助水热合成的 ZGGO:Cr^{3+}@ CTAB (x = 0. 00, 0. 40) 余辉纳米粒子水分散体在停止 254 nm 紫外光辐照(辐照时间:10 min)后不同衰减时间的余辉成像图片,监测波长为 697 nm。从图中能够清晰地观察到,在相同衰减条件下 x = 0.40 mmol 的 ZGGO:Cr^{3+}@ CTAB 纳米粒子水分散体具有更加清晰地余辉成像,能够更好地应用于活体余辉成像监测等方面。与此同时,为了分析纳米粒子水分散体的溶液稳定性,不同稳定时间的余辉衰减曲线被展示在图 3.15(b)中。能够发现,当溶液静置 4 h 后在 697 nm 监测波长下的余辉发光衰减曲线与 0 h 静置时间的曲线基本吻合,说明 ZGGO:Cr^{3+}@ CTAB 纳米粒子水分散体具有良好的溶液稳定性,这也为我们接下来的进一步功能化修饰以及材料在体内注射循环应用方面奠定了良好的基础。

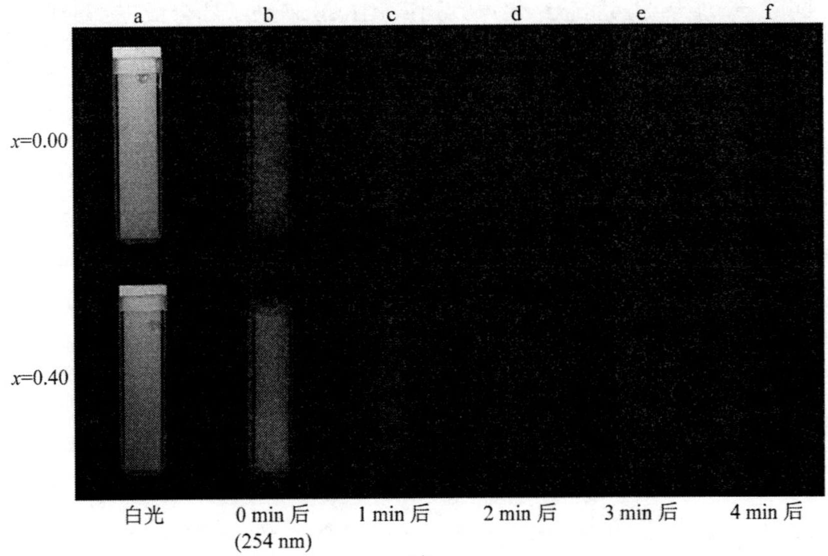

(a)

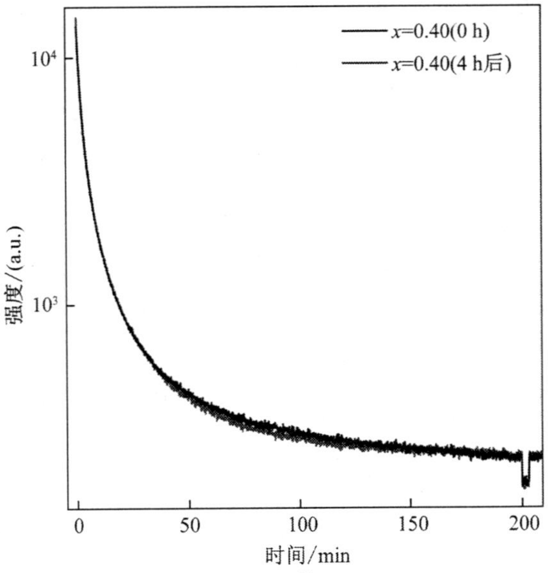

(b)

图3.15彩图

图 3.15 (a) x mmol CTAB 辅助水热合成的 ZGGO:Cr^{3+}@CTAB ($x=0.00,0.40$) 余辉纳米粒子水分散体在停止 254 nm 紫外光辐照(辐照时间:10 min)后的余辉成像图片(监测波长:697 nm);(b) 0.40 mmol CTAB 辅助水热合成的 ZGGO:Cr^{3+}@CTAB 余辉纳米粒子水分散体在不同稳定时间的余辉衰减曲线

3.7　本章小结

在本章中,采用 CTAB 辅助水热合成结合真空热处理的方式成功制备合成了 ZGGO:Cr^{3+}@CTAB 超长余辉纳米粒子材料。随着 CTAB 参与量的增加,纳米粒子的尺寸没有发生明显变化,形貌从原来的方形变成了近球形,且材料的均匀性及分散性明显变好。并且在辅助水热合成过程中,CTAB 在水中完全离解,其带正电的 CTA^+基团会通过静电作用和位阻效应影响镓盐和锌盐的溶解以及随后的晶体形成过程,在晶体的生长过程中起到了有序运送生长基元的作用。与此同时,CTAB 最终以双分子层交叉叠加的形式吸附在纳米粒子的表面,有效钝化了粒子的表面缺陷,提升了材料的发光性能。双分子层的存在也通过负染色 TEM 及 Zeta 电位测试分析得到了验证。而也正是该双分子层的存在,使得材料具有良好的分散性能及溶液稳定性。另一方面,CTAB 参与合成过程中,在保证陷阱深度不变的情况下,使得纳米粒子中 Zn'_{Ga}-Ga^{o}_{Zn}反替位缺陷对数目大大增加,从而有效提高了纳米材料的余辉发光性能,为材料之后的进一步生物应用奠定了基础。而有关于陷阱的类型,经过实验论证我们认为 CTAB 参与的水热合成过程使得纳米粒子产生了更多的与热激活相关的陷阱,而与隧穿相关的陷阱数目没有发生明显的改变。

参考文献

[1]　沈钟, 赵振国, 王果庭. 胶体与表面化学[M]. 3 版. 北京: 化学工业出版社, 2004.

[2]　YANG J, LIU Y X, YAN D T, et al. A vacuum-annealing strategy for improving near-infrared super long persistent luminescence in Cr^{3+} doped zinc gallogermanate nanoparticles for bio-imaging[J]. Dalton transactions, 2016, 45(4): 1364-1372.

[3]　CHEN D L, GAO L. Novel synthesis of well-dispersed crystalline SnO_2 nanoparticles by water-in-oil microemulsion-assisted hydrothermal process

[J]. Journal of colloid and interface science, 2004, 279(1): 137-142.

[4] ARAÚJO JÚNIOR E A, NOBRE F X, DA SILVA SOUSA G, et al. Synthesis, growth mechanism, optical properties and catalytic activity of ZnO microcrystals obtained via hydrothermal processing[J]. RSC advances, 2017, 7(39): 24263-24281.

[5] BERGSTRÖM L M. A theoretical investigation of the influence of the second critical micelle concentration on the solubilization capacity of surfactant micelles[J]. AIP advances,2018, 8(5): 055136.

[6] MAGNUS BERGSTRÖM L. Second CMC in surfactant micellar systems[J]. Current opinion in colloid & interface science, 2016, 22: 46-50.

[7] SU J, YE S, YI X, et al. Influence of oxygen vacancy on persistent luminescence in $ZnGa_2O_4$: Cr^{3+} and identification of electron carriers[J]. Optical materials express, 2017, 7(3): 734.

[8] GONG Z, LIU Y X, YANG J, et al. A Pr^{3+} doping strategy for simultaneously optimizing the size and near infrared persistent luminescence of ZGGO: Cr^{3+} nanoparticles for potential bio-imaging[J]. Physical chemistry chemical physics, 2017, 19(36): 24513-24521.

[9] 杨健. 近红外超长余辉铬掺杂镓锗酸锌纳米粒子的制备、发光机理及其应用[D]. 长春: 东北师范大学, 2016.

[10] YANG J, LIU Y X, ZHAO Y Y, et al. Ratiometric afterglow nanothermometer for simultaneous in situ bioimaging and local tissue temperature sensing[J]. Chemistry of materials, 2017, 29(19): 8119-8131.

[11] ZHANG H S, YANG J, MENG Y Q, et al. Influences of Si doping on afterglow properties of $Zn_2Ga_{2.98}Ge_{0.75-x}Si_xO_8:Cr^{3+}_{0.02}$ nanoparicles for potential bioimaging[J]. Journal of luminescence, 2019, 213: 197-203.

[12] 储德韦, 曾宇平, 江东亮. 表面活性剂辅助水热合成氧化锌纳米棒[J]. 无机材料学报, 2006, 21(3): 571-575.

[13] LUO Y M, HOU Z Y, GAO J, et al. Synthesis of high crystallization $\beta-Ga_2O_3$ micron rods with tunable morphologies and intensive blue emission via solution route[J]. Materials science and engineering: B, 2007, 140(1/2): 123-127.

[14] CHEN H J, SHAO L, LI Q, et al. Gold nanorods and their plasmonic properties[J]. Chemical society reviews, 2013, 42(7): 2679-2724.

[15] WU T Q, BOYER J C, BARKER M, et al. A "plug-and-play" method to prepare water - soluble photoresponsive encapsulated upconverting nanoparticles containing hydrophobic molecular switches[J]. Chemistry of materials, 2013, 25(12): 2495-2502.

[16] ALLIX M, CHENU S, VÉRON E, et al. Considerable improvement of long-persistent luminescence in germanium and tin substituted $ZnGa_2O_4$[J]. Chemistry of materials, 2013, 25(9): 1600-1606.

[17] LI S N, LIU Y X, LIU C G, et al. Improvement of X-ray storage properties of C12A7: Tb^{3+} photo-stimulable phosphors through controlling encaged anions [J]. Journal of alloys and compounds, 2017, 696: 828-835.

[18] WU Y L, LI Y, QIN X X, et al. Near-infrared long-persistent phosphor of $Zn_3Ga_2Ge_2O_{10}$: Cr^{3+} sintered in different atmosphere[J]. Spectrochimica acta part A: Molecular and biomolecular spectroscopy, 2015, 151: 385-389.

[19] PAN Z, LU Y Y. Near infrared doped phosphors having a zinc, germanium, gallate matrix:U.S. Patent 8,877,096[P].2014-11-4.

[20] LI Z J, HUANG L, ZHANG Y W, et al. Near-infrared light activated persistent luminescence nanoparticles via upconversion[J]. Nano research, 2017, 10(5): 1840-1846.

[21] VAN GORKOM G G P, HAANSTRA J H, . Infrared and Raman spectra of the spinel $ZnGa_2$O4[J]. Journal of Raman spectroscopy, 1973, 1(5): 513-519.

[22] 汲莹. Cr^{3+}掺杂的镓酸盐余辉材料的制备及光学性质研究[D]. 长春: 东北师范大学, 2014.

[23] ZHANG M, LIU Y X, YANG J, et al. Enhanced emission of encaged-OH^--free $Ca_{12(1-x)}Sr_{12x}Al_{14}O_{33}$: 0.1% Gd^{3+} conductive phosphors via tuning the encaged-electron concentration for low-voltage FEDs[J]. Physical chemistry chemical physics, 2017, 19(20): 12647-12654.

[24] ZHAO J B, LU Z D, YIN Y D, et al. Upconversion luminescence with tunable lifetime in $NaYF_4$: Yb, Er nanocrystals: Role of nanocrystal size[J].

Nanoscale, 2013, 5(3): 944-952.
[25] CHENG C W, SIE E J, LIU B, et al. Surface plasmon enhanced band edge luminescence of ZnO nanorods by capping Au nanoparticles[J]. Applied physics letters, 2010, 96(7): 071107.
[26] DE VOS A, LEJAEGHERE K, VANPOUCKE D E P, et al. First-principles study of antisite defect configurations in $ZnGa_2O_4$: Cr persistent phosphors [J]. Inorganic chemistry, 2016, 55(5): 2402-2412.
[27] GOURIER D, BESSIÈRE A, SHARMA S K, et al. Origin of the visible light induced persistent luminescence of Cr^{3+}-doped zinc gallate[J]. Journal of physics and chemistry of solids, 2014, 75(7): 826-837.

第 4 章　CTAB 和 PW_{12} 辅助合成的 PLNP-GNR 复合纳米体系的构建及其性能表征

在上一章中,我们通过 CTAB 辅助水热合成过程结合真空热处理得到了 ZGGO:Cr^{3+}@CTAB 超长余辉纳米粒子(PLNPs)。在这里,由于 CTAB 的参与成功制备得到了近球形的、尺寸分布均匀的、水分散性良好的纳米粉体材料,CTAB 在晶体生长的过程中起到了输送生长基元控制取向生长的作用。同时,CTAB 双分子层很好的修饰在了纳米粒子的表面,有效钝化了粒子表面的缺陷,提升了样品的发光性能,也使纳米粒子具有良好的溶液稳定性。另外,CTAB 在晶体生长的过程中也促进了更多 $Zn_{Ga}'-Ga_{Zn}^{\circ}$ 反替位缺陷对的形成,缺陷陷阱的增加使得材料的余辉发光性能大大提升。

课题组在前期的工作中,利用纳米粒子表面及内部 Cr^{3+} 离子相关发射对温度的敏感性成功构建了在 NIR-Ⅰ范围内的具有超高灵敏度的余辉纳米温度探针;同时,也实现了清晰地体内免激发无荧光背景原位成像。但是,具有超长余辉发光性能的 ZGGO:Cr^{3+}@CTAB 纳米材料仅仅作为温度探测和无荧光背景成像的应用是相对单一的。为了丰富材料的应用性能,作为目前研究热点的无创化肿瘤光热治疗的相关光热剂材料吸引了我们的注意力。但是我们也发现了光热治疗过程中的不足,即在对肿瘤的高温消蚀过程中,无法精确控制治疗点的温度,导致治疗中心的热扩散过程严重破坏了周围的正常组织细胞。因此,如何提升长余辉纳米材料的应用性能、明确控制光热治疗过程中治疗点的温度避免正常细胞受损是我们本章将要解决的重点问题。

在本章中,我们通过 CTAB 辅助种子诱导法制备合成了具有一定吸收波长的金纳米棒(GNRs)材料,GNRs 作为光热治疗剂具有良好的光热转换性能。我们又通过一定的实验手段将 PLNPs 和 GNRs 进行了比例性的复合优化,制备得到了 PLNP-GNR 复合纳米体系,结合二者的优势对目前存在的问题进行了解决,并采用不同的表征手段对复合纳米体系的各方面性能进行了研究分析。

4.1 实验方法

4.1.1 金纳米棒的合成

本节采用 CTAB 辅助种子诱导法合成了 GNRs 样品[1]。主要制备流程如下:

(1)金种子溶液的合成。将 10 mL 0.2 mol 的 CTAB 胶体溶液加入 10 mL 0.5 mmol 的 $HAuCl_4$溶液中,置于恒温加热搅拌器上 30 ℃恒温加热搅拌。然后将 1.2 mL 新配置的 0.01 mol 的新鲜 $NaBH_4$冰溶液迅速注入上述混合胶体溶液中,并持续剧烈搅拌 30 min。在溶液停止搅拌后 30 ℃恒温稳定 0.5 h 后,我们得到了棕黄色的金种子溶液(为 1.5 nm 左右的金纳米球)。

(2)金棒生长溶液的合成。分别将 100 mL 0.2 mol 的 CTAB 溶液、5.6 mL 4 mmol的 $AgNO_3$溶液、6.5 mL 23 mmol 的 $HAuCl_4$溶液与 95 mL 的超纯水混合后在30 ℃恒温条件下充分搅拌均匀,随后将 2.5 mL 0.08 mmol 的 AA 溶液逐滴缓慢地滴加到混合溶液中充分混合,从而得到了用于金棒合成的生长溶液。

(3) GNRs 的合成。我们将第一步合成的金种子溶液取 3.6 mL 注入第二步合成的生长液中,温和缓慢地搅拌均匀后恒温静置 12 h,此过程一直维持 30 ℃恒温的条件。最终,我们成功制备得到了一定尺寸的 CTAB 修饰的 GNRs 溶液。

4.1.2 PLNP-GNR 复合纳米体系的 MTT 测试

在本书中,通过 MTT 法测试分析 PLNP-GNR 复合纳米体系的细胞毒性。首先,A549 细胞和 Hela 细胞分别被孵化 24 h。随后,将不同浓度(0,25,50,100,200,400 和 800 μg/mL)的 PLNP-GNR 复合纳米体系水分散体加入两种被培养的细胞中。共培养 6 h 后,移除培养基后在每个孔位分别加入 150 μL 二甲基亚砜(DMSO)溶剂,随后置于摇床上低速震荡 10 min 左右使其完全溶解。最后,通过酶标仪测量各个孔的吸光值。

4.1.3 PLNP-GNR 复合纳米体系的体外细胞光热治疗

采用激光共聚焦扫描显微镜(Olympus FV-1000)观察 PLNP-GNR 复合纳

米体系的体外 PTT 效应。首先，Hela 细胞被孵化 24 h。随后，将不同的水分散体（浓度：800 μg/mL）加入培养细胞中，在 37 ℃条件下继续孵育 3 h，然后用磷酸盐缓冲液（PBS）冲洗 3 次。接下来，细胞在 635 nm（0.35 W/cm^2）NIR 激光照射 5 min 后，在 37 ℃条件下再孵育 4 h。最后，将上述处理细胞移除培养基，用 Calcein-AM 和碘化丙啶（PI）染色 30 min。使用激光共聚焦扫描显微镜（Olympus FV-1000）分别在 488 nm 和 546 nm 激发光下观察活死细胞情况。

4.1.4 PLNP-GNR 复合纳米体系的体外细胞成像

4.1.4.1 细胞荧光成像

采用激光共聚焦扫描显微镜（Olympus FV-1000）对 PLNP-GNR 复合纳米体系进行体外细胞荧光成像。首先，Hela 细胞被孵化 24 h。随后，将 PLNP-GNR 水分散体溶液（浓度：800 μg/mL）加入培养细胞中，在 37 ℃条件下继续孵育 4 h，然后用 PBS 冲洗 3 次。接下来，将上述处理细胞移除培养基，用 4'，6-二脒基-2-苯基吲哚二盐酸盐（DAPI）染色 10 min。先利用激光共聚焦扫描显微镜 405 nm 激发光激发，通过观察细胞核染色进行细胞核与细胞质区分。再在 633 nm 激发光激发下观察细胞内 PLNP-GNR 复合纳米体系的荧光成像及细胞侵入性效果。

4.1.4.2 细胞余辉成像

将不同浓度的 PLNP-GNR 水分散体溶液（浓度：0，400，800 μg/mL）加入孵育了 24 h 的 Hela 细胞中（12 孔板），再在 37 ℃条件下孵育 4 h，然后用 PBS 冲洗 3 次。胞内余辉成像通过 635 nm 激光直接辐照孔板中的细胞，辐照停止后（辐照时间：5 min）通过小动物成像系统（Berthold NightOWL LB 983）得到。

4.1.5 PLNP-GNR 复合纳米体系的体内生物分布和毒性分析

将剂量为 2 mg/mL 100 μL 的 PLNP-GNR 水分散体溶液通过尾静脉注射的方式注入健康的 C57BL/6 小鼠体内，并分别于注射后的第 1，3，7 天处死小鼠（每个批次 3 只小鼠）。取小鼠各部位器官组织定量，使用王水将器官完全消解，最后采用电感耦合等离子体发射光谱仪（ICP-AES）检测各器官中 Ga 元素的质量浓度。

小鼠体内毒性分析，将小鼠分为两组：（a）控制组，未注射任何药品；

(b)PLNP-GNR 样品组,将剂量为 2 mg/mL 100 μL 的 PLNP-GNR 水分散体溶液通过尾静脉注射的方式注入健康的 C57BL/6 小鼠体内,将小鼠饲养 14 d 后取血做血生化测试。

4.1.6 PLNP-GNR 复合纳米体系的体内余辉成像及余辉诱导光热治疗过程

所有动物实验均严格遵守《中华人民共和国卫生部动物管理条例》和《中国实验用动物管理与使用指南》。C57BL/6 和 BALB/c-nu 小鼠由东北师范大学药物基因和蛋白筛选国家工程实验室提供。

选定一定的身体部位对小鼠进行荷瘤,之后继续培养三周左右,待肿瘤增殖到合适尺寸后,将 PLNP-GNR 复合纳米体系水分散体(2 mg/mL,50 μL)通过瘤内注射的方式注射到 Hela 荷瘤小鼠的肿瘤组织内部。随后,将肿瘤部位暴露于 635 nm 激光下(0.35 W/cm^2)5 min。停止激光辐照后通过小动物成像系统对小鼠病灶部位进行余辉成像(积分时间:180 s)。记录不同激光照射时间下小鼠体内肿瘤的 FIR 热像图片。同时,使用荧光分光光度计对小鼠肿瘤内 PLNP-GNR 复合纳米体系的余辉发射光谱进行采集。

4.2 金纳米棒的性能与形貌表征

我们知道,金纳米棒在紫外-可见-近红外波长区间内一共有两个吸收峰,分别归属于位于 520 nm 左右的横向等离子体吸收峰和位于近红外区的纵向等离子体吸收峰。而随着金纳米棒长径比发生变化,样品位于近红外区的纵向等离子体吸收峰会出现一定程度的红移或蓝移[2]。在金纳米棒的合成过程中,我们通过控制 $AgNO_3$和 AA 参与量的比值合成了一系列具有不同长径比的 GNRs 样品,样品的可见-近红外吸收光谱如图 4.1 所示。从图中可以发现,除了 GNRs 3 样品外,其他几个样品都具有两个明显的等离子体吸收峰,说明我们成功合成了粒子尺寸均匀的 GNRs 材料。而 GNRs 3 样品在 600 nm 左右的位置又出现了一个吸收峰,说明此样品的粒子尺寸分布不均匀或形成了非棒状的金纳米材料。结合 PLNPs 的近红外吸收性能,为了将二者的性能应用更好的结合,我们选取了 GNRs 1 样品作为之后进一步复合应用的样品。

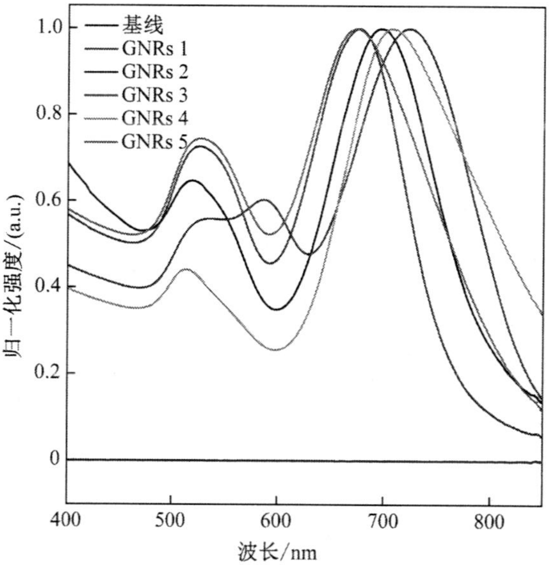

图4.1彩图

图 4.1　具有不同长径比金纳米棒的可见-近红外吸收光谱

为了分析所制备 GNRs 样品的形貌、尺寸及分散性等信息，图 4.2 展示了选定 GNRs 样品的 SEM 图片。能够发现，样品具有良好的尺寸均匀性，平均粒径尺寸约为 50 nm。同时，由于 CTAB 的存在，使得 GNRs 在溶液中具有良好的粒子单分散性及溶液稳定性。通过 Chen 等的文献报道可以知道，由于溴离子或氯离子的吸附存在，GNRs 表面被认为携带负电荷。而此时，带正电的 CTA^+ 基团将通过静电相互作用紧密地结合在 GNRs 表面，从而导致内层包覆的形成。因为疏水碳链尾部是疏水的，也就形成了另一层 CTAB 分子包覆在第一层的外部，此时，疏水的尾部将指向内部，并与内层的尾部相互作用，而带正电铵基头基将指向外部与水接触[3]。由此也就导致了水相 GNRs 表面上 CTAB 双分子层的存在。而 CTAB 双层包覆结构使金纳米棒带正电，因此在水溶液中稳定存在。当 CTAB 溶液浓度低于临界胶束浓度、加入有机溶剂、溶液中盐浓度较高或施加其他外部刺激时，双分子层会被破坏。

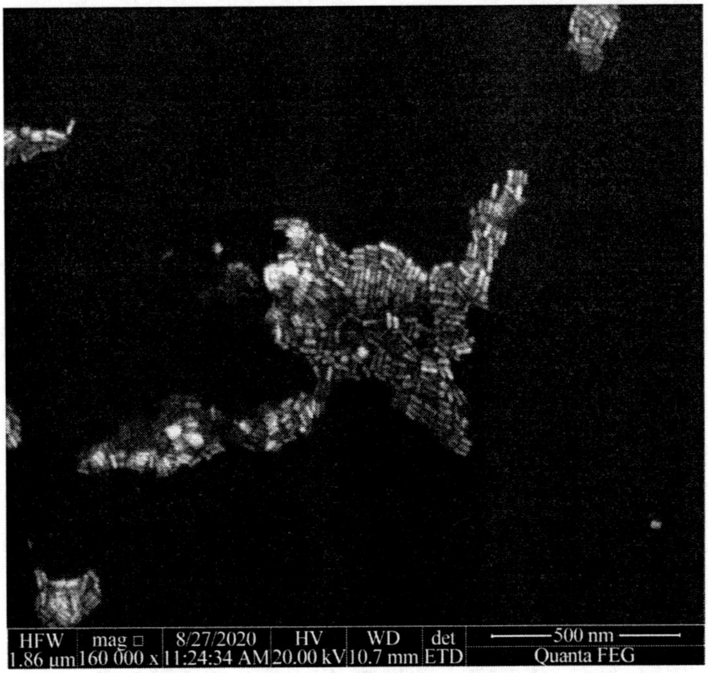

图 4.2 GNRs 样品的 SEM 图片

众所周知,分析光热剂材料光热转换性能的一个重要参数就是材料的消光系数,样品的消光系数大小代表了样品光吸收能力的强弱。针对不同尺寸、长径比的金纳米材料,关于其消光系数的值文献已有报道,但是,应该知道即使排除了材料原本的吸收波长、溶液环境、溶液温度的影响,不同的测试仪器也会对材料的相关消光系数的计算产生一定的影响。因此,我们需要对实验合成的GNRs 通过多个已知浓度的溶液的吸收值做一条校准线,得到样品确切的消光系数。在这里,我们对选定尺寸的 GNRs 的消光系数进行了测试计算分析。在吸收测试之前,首先通过电感耦合原子发射光谱仪(ICP-AES)测试监测金原子溶液浓度的方式确定 GNRs 的溶液浓度。随后,不同浓度的 GNRs 溶液的可见-近红外吸收光谱如图 4.3 所示。能够发现,吸收光谱中出现了归属于 GNRs 横向和纵向的两个标准的等离子体振动吸收峰,且随着溶液浓度的增加,样品的吸收峰呈现一个增强的趋势。当浓度为 120 mmol、150 mmol 时,样品位于近红外区的等离子体振动吸收峰出现了噪声波动,这是由吸收强度超过了设备最大允许测量范围所导致的,并非样品形貌性能等自身问题导致。

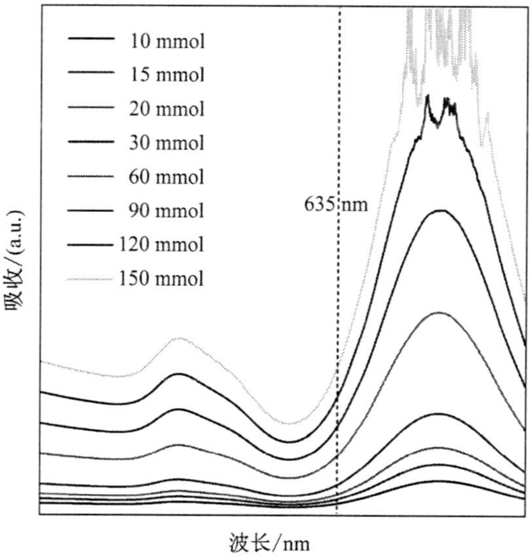

图4.3彩图

图 4.3　不同 GNRs 溶液浓度样品(x=10,15,20,30,60,90,120,150 mmol)的可见-近红外吸收光谱

为了接下来复合材料功能的一体化分析,我们需要使用 635 nm 激光器进行激发,以达到同时对 PLNPs 进行激发以及 GNRs 光热转换的效果。因此,在这里我们对 GNRs 在 635 nm 波长处的消光系数进行了拟合计算。在消光系数的计算过程中用到了 Beer-Bouguer 定律,相关公式如下:

$$A=\varepsilon bc \tag{4.1}$$

式中,A、ε、b 和 c 分别代表样品的吸光度、消光系数、光程长度和溶液浓度。根据图 4.3 中不同浓度样品在 635 nm 处的吸收强度值,以溶液浓度值作为横坐标,635 nm 处的吸收强度为纵坐标绘制了相关曲线,通过拟合计算分析得到图 4.4,从而得到 GNRs 样品在 635nm 处的消光系数为 2.3 L/(g·cm)。这一结果与已报道的 GNRs 在 808 nm 处的消光系数 3.9 L/(g·cm)是非常接近的[3],证明了实验合成的 GNRs 在 635 nm 处具有良好的光吸收能力,这为我们接下来的一体化应用提供了有效的应用前提。

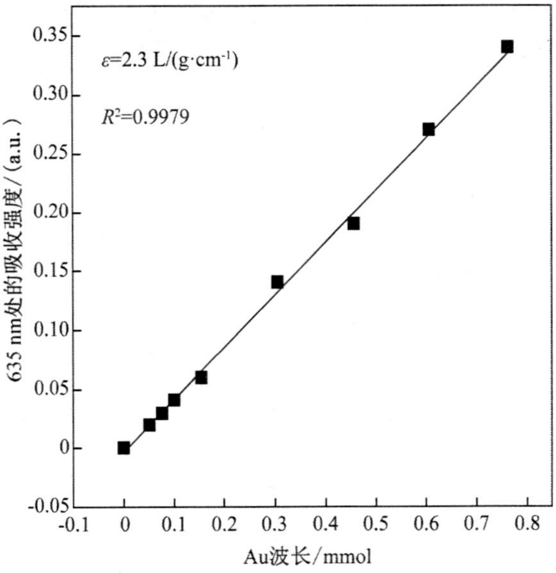

图 4.4 GNRs 样品消光系数的拟合计算

4.3 PLNP-GNR 复合纳米体系的制备

通过上一章的研究,我们选择了具有代表性的 ZGGO:Cr^{3+}@CTAB (x = 0.40 mmol) 超长余辉纳米粒子材料,材料的良好性能如图 4.5 所示。图 4.5(a) 证明了我们通过 CTAB 作为软模板的辅助水热合成过程,成功制备合成了纯相的具有尖晶石结构的 ZGGO:Cr^{3+}@CTAB 纳米粒子样品。图 4.5(b) 中展示了 ZGGO:Cr^{3+}@CTAB 纳米粒子的 TEM 图片,能够发现,纳米粒子具有良好的单分散性,为我们接下来的材料复合提供了一个很好的前提。因为 CTAB 参与了水热合成过程,我们在上文中也已经成功分析证明了 CTAB 双分子层包覆在纳米粒子的表面,如图 4.5(c) 所示。双分子层的存在保证了纳米粒子溶液稳定性以及表面缺陷钝化的同时,也成功实现了纳米粒子的表面改性,为接下来通过静电吸附实现纳米粒子的复合提供了基础。在图 4.5(d) 中,使用 635 nm 激光器对样品辐照 5 min,关闭激光器后再静置 5 min,监测 697 nm 波长下的余辉衰减曲线。实验证明了 CTAB 辅助水热合成的 ZGGO:Cr^{3+}@CTAB 样品在 NIR 激光辐照后,能够具有超强的 NIR-Ⅰ余辉发光性能,且在 900 min 后仍然能够观察到良好的磷光发射光谱。随后，为了进一步证明在没有外部激励的情况下样品的余辉成像能力，我们进行了 ZGGO：Cr^{3+}@CTAB 纳米粒子水分散体的 NIR 余辉成像效果，图 4.6 展示了样品水分散体使用 635 nm NIR 激光器辐照 10 min 关闭激光 10 s 后的 NIR 余辉成像图片。能够发现，对于近球形的 ZGGO：Cr^{3+}@CTAB 纳米颗粒，与没有 CTAB 参与合成的样品相比，可以获得更清晰的图像。这也为接下来样品的体内应用奠定了良好的基础。

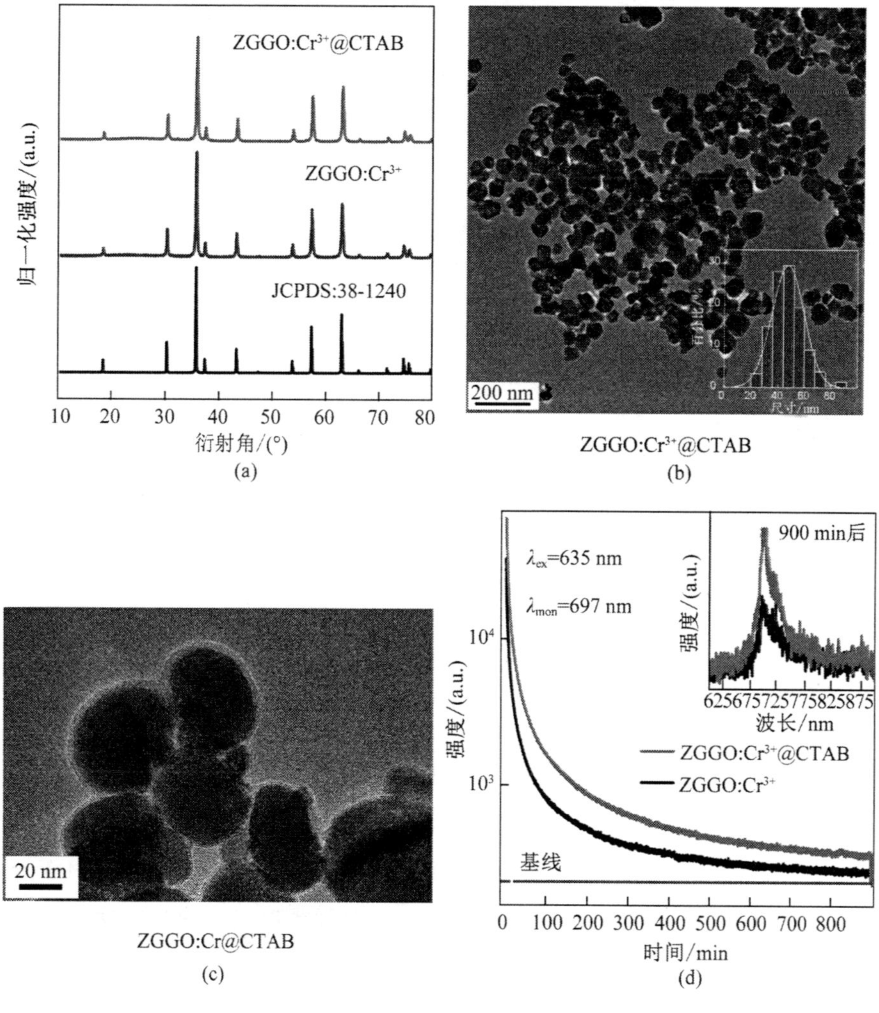

图 4.5　ZGGO：Cr^{3+}@CTAB 超长余辉纳米粒子(PLNPs)的（a）X 射线衍射谱；（b）TEM 图片，插图为粒径分布曲线；（c）负染色 TEM 图片；（d）635 nm 激光辐照后的余辉衰减曲线(监测波长为 697 nm)

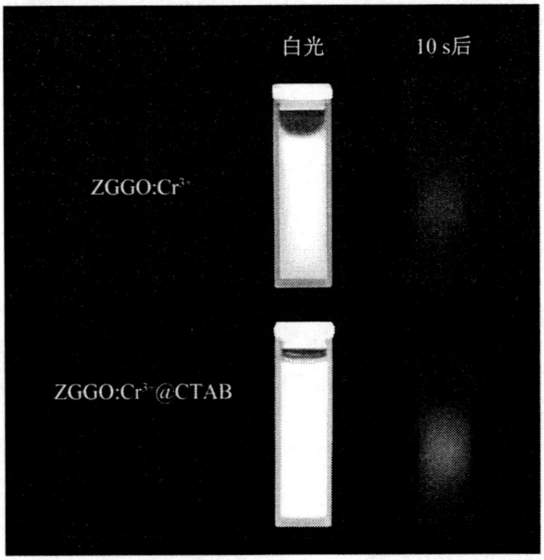

图 4.6　*x* mmol ZGGO:Cr^{3+}@CTAB（*x*=0.00，0.40）纳米粒子水分散体 635 nm 激光辐照(辐照时间:10 min)停止 10 s 后的 NIR 余辉成像

上文中我们已经成功制备合成了具有超长余辉发光性能的 ZGGO:Cr^{3+}@CTAB 纳米材料。利用其良好的 NIR 余辉发光性能和纳米粒子中表面及内部 Cr^{3+}离子发光中心对温度的敏感性的优势,能够成功实现 NIR-Ⅰ温度探测和体内无荧光背景生物成像。同时我们也制备合成了具有较高消光系数的、可用于无创化肿瘤消蚀的纳米光热剂(GNRs)。接下来,为了结合二者的优势,我们制备合成了在 NIR 单波长激发下具有无荧光背景成像、实时温度监测和光热治疗三重功能的 PLNP-GNR 复合纳米体系。为了读者能够清晰了解材料合成的详细过程,图 4.7 展示了 PLNP-GNR 复合纳米体系制备合成的示意图。首先,近球形的 CTAB 双分子层包覆的 ZGGO:Cr^{3+} PLNPs 通过水热过程结合随后的真空热处理合成。与此同时,CTAB 软模板种子诱导法制备合成了 CTAB 双分子层包覆的 GNRs(过程 1)。ZGGO:Cr^{3+}@CTAB 和 GNRs 由于 CTAB 双分子层的存在表面都呈现正电性,此时我们需要找到一个带负电的生物相容的表面修饰剂对纳米粒子进行表面改性。因此,PW_{12}由于其良好的稳定性和绿色无毒的特性被引入作为表面改性材料[4-5]。PW_{12}首先通过静电吸附作用被吸附在 ZGGO:Cr^{3+}@CTAB 纳米粒子的表面,此时纳米粒子的表面呈现负电性 ZGGO:Cr^{3+}@CTAB@PW_{12}(过程 2)。随后,表面带负电的 ZGGO:Cr^{3+}@CTAB@PW_{12}纳米粒子和表面带正电的 GNR@CTAB 纳米粒子通过静电吸附作用紧密地结合在一起,形成了初始的 PLNP-GNR 纳米体系(过程 3)。紧接着,为了降低材料的表面毒性,又一层的 PW_{12} 分子通过静电吸附包覆在初始 PLNP-GNR 纳米体系的表面(过程 4),形成了具有生物相容性的 PLNP-GNR 纳米体系。最终,为了协调 PLNPs 和 GNRs 二者的应用性能,将具有生物相容性的 PLNP-GNR 纳米体系和 ZGGO:Cr^{3+}@CTAB@PW_{12} 纳米粒子(即具有生物相容性的 PLNPs)比例性的混合,得到了具有生物相容性的 PLNP-GNR 三功能复合纳米体系。

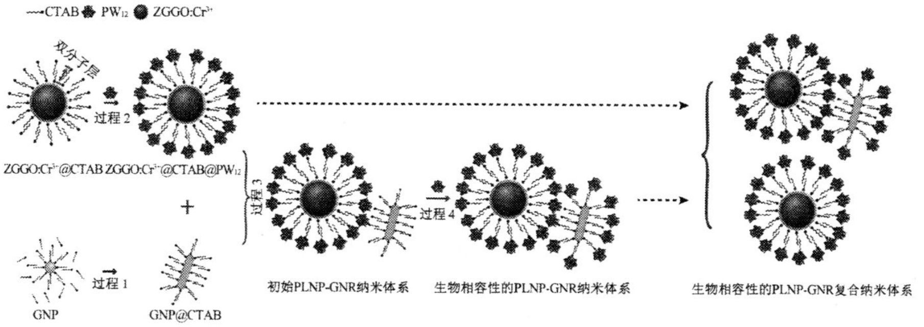

图 4.7　具有生物相容性的 PLNP-GNR 复合纳米体系合成示意图

为了证明 PW_{12} 修饰后确实对 ZGGO:Cr^{3+}@CTAB 纳米粒子起到了表面改性的效果,我们进行了 Zeta 电位分析测试,相关样品的测试结果如图 4.8(a)所示。可以发现,水相合成的裸 ZGGO:Cr^{3+} 表面由于 OH^- 等基团的存在而带负电荷。在表面形成 CTAB 双分子层后,由于其正电头基向外包覆在纳米粒子表面,所以材料此时呈现出带正电的效果。随后,纳米粒子经 PW_{12} 表面修饰后呈现出负电性,说明 PW_{12} 分子被修饰在了纳米粒子的表面,成功进行了表面改性并降低了材料由于 CTAB 的存在而带来的生物毒性。同时,为了证明 PW_{12} 修饰在纳米粒子表面之后,并未对样品的长余辉发光性能造成影响,我们对 PW_{12} 修饰前后 ZGGO:Cr^{3+}@CTAB 样品进行了余辉衰减测试,如图 4.8(b)所示。将样品经 NIR(635 nm)激光辐照 5 min 停止后进行余辉衰减曲线采集,可以发现 PW_{12} 修饰前后对纳米粒子的余辉发光性能几乎没有任何影响。这也说明了 PW_{12} 可以作为一种良好的表面改性修饰材料,在成功实现了表面改性的同时,还确保了不会对材料的长余辉性能造成影响。

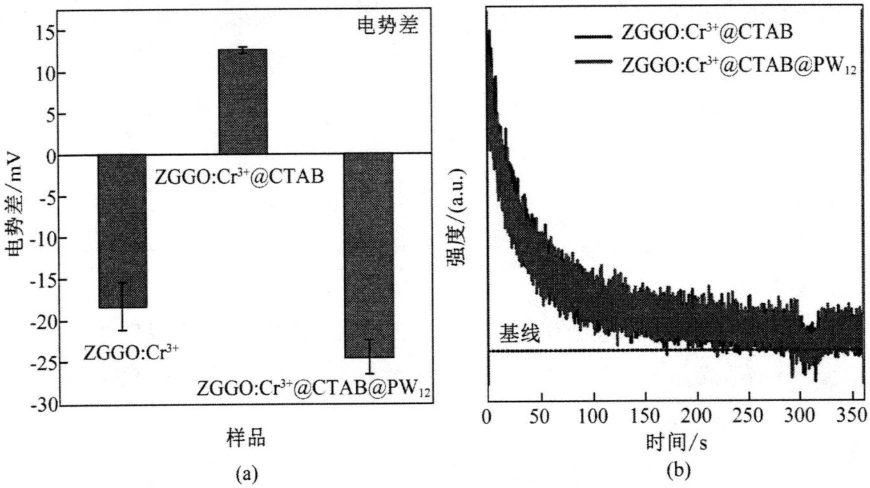

图 4.8 (a) ZGGO:Cr^{3+}纳米粒子表面功能化前后的 Zeta 电位直方图；(b) PW_{12}修饰前后 ZGGO:Cr^{3+}@CTAB 纳米粒子经 635 nm 激光辐照 5 min 停止后的余辉衰减曲线

与此同时,为了分析材料复合和功能化前后对 GNRs 性能的影响,如图 4.9 所示,我们分别对 GNRs 和具有生物相容性的 PLNP-GNR 复合纳米体系进行了紫外-可见-近红外吸收光谱测试。可以发现,样品在 600~800 nm 区域的光谱形状是相似的,仍然能够看到两个源于 GNRs 的清晰的等离子体振动吸收峰,说明具有生物相容性的 PLNP-GNR 复合纳米体系的形成和材料的表面功能化修饰并没有导致 GNRs 的光吸收性能发生相对明显的变化。同时该图也证明了,我们合成的生物相容性的 PLNP-GNR 复合纳米体系在 NIR-Ⅰ生物窗口范围内具有良好的吸收性能,这也是该复合纳米体系可应用于多功能一体化治疗应用的一项重要评估指标。

4.4 PLNP-GNR 复合纳米体系的表面形貌分析及质量比计算

接下来,为了直观证明我们成功制备合成了生物相容性的 PLNP-GNR 复合纳米体系,图 4.10 给出了样品的 TEM 图片。从图中能够观察到,在整个复合纳米体系环境中,PLNPs 纳米粒子的数目约为 GNRs 的 4 倍。尤其重要的是,每一个纳米金棒都分别和一个长余辉纳米粒子通过静电相互作用结合,并且,二者的耦合在整个复合材料体系中是均匀分布的。也就是说,在之后PLNP-GNR复合纳米体系的材料性能表征过程中,在单波长635 nm NIR光激发过程中,不会出现样品余辉发光强弱分布不均或光热转换情况下区域温度高低不同的情况。这也提前确保了,在接下来的实验中我们计划通过建立余辉相关纳米温度计的方式来监测光热治疗过程中实时温度的计划是可实现的。

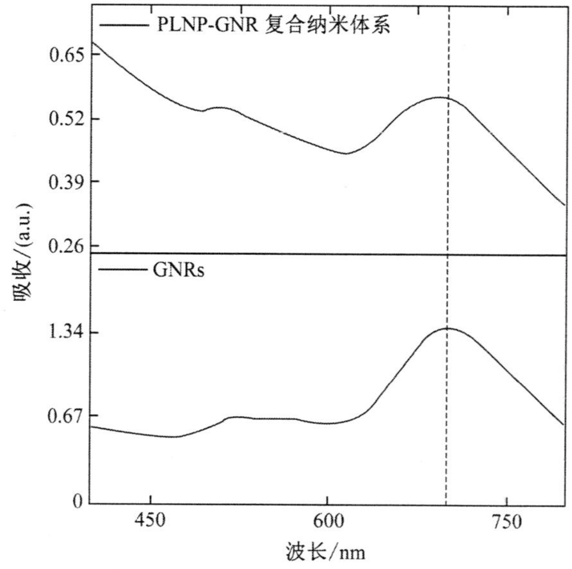

图4.9　GNRs和具有生物相容性的PLNP-GNR复合纳米体系的紫外-可见-近红外吸收光谱

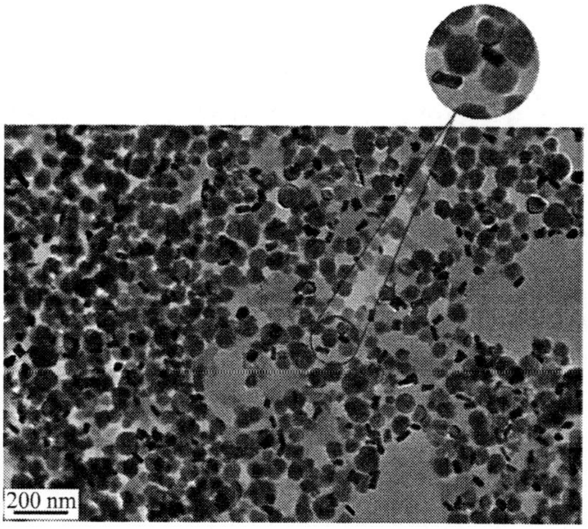

图4.10　具有生物形容性的PLNP-GNR复合纳米体系的TEM图片

为了进一步验证上述对 TEM 分析时提到的在 PLNP-GNR 复合纳米体系中，PLNP 与 GNR 数目比为 4∶1 的定论，我们首先对 PLNP、GNR 单粒子质量进行了计算。相关计算过程如下：

首先，物体的质量(m)可表示为式(4.2)：

$$m=\rho V \tag{4.2}$$

式中，ρ 和 V 分别代表物体的密度和体积。

对于球形纳米粒子(即球体)，其体积(V_s)可表示为式(4.3)：

$$V_s=\frac{4}{3}\pi r^3=\frac{4}{3}\pi\left(\frac{D}{2}\right)^3 \tag{4.3}$$

式中，π 和 D 分别代表圆周率(~3.14)和球的直径。因此，近球形的 PLNPs 的体积可以通过式(4.3)得到。通过上文对 PLNPs 粒径分布的分析可知，纳米粒子的 D_s 约为 50 nm。通过使用 FIndlt 软件进行数据查询可以知道，$ZnGa_2O_4$ 和 Zn_2GeO_4 的密度分别为 6.17 g/cm^3 和 6.1 g/cm^3，因此我们估计 PLNPs 的密度 ρ_s 约为 6 g/cm^3。因此，根据式(4.2)和式(4.3)，我们可以计算出单个 PLNP 的质量(m_s)约为 4.9×10^{-16} g。

对于类棒状纳米颗粒(即圆柱体)，其体积可表示为式(4.4)：

$$V_r=HS=H\pi\left(\frac{D}{2}\right)^2 \tag{4.4}$$

式中，π、H 和 D 分别代表圆周率(~3.14)、高和底面直径。根据上文对 GNRs 的 TEM 图片观察可以知道，单个 GNR 相关 H 和 D 的值分别为 ~50 nm 和 ~25 nm。我们知道，金的密度为 19.32 g/cm^3，根据式(4.2)和式(4.4)可以计算出单个 GNR 的质量(m_r)约为 4.4×10^{-16} g。

因此，根据上述的计算可以得出 PLNP 与 GNR 单个粒子的质量比约为 $m_s∶m_r\approx1∶1$。这也就意味着，当 PLNPs 与 GNRs 质量相同、体积相同时，PLNPs 水溶液的数密度与 GNRs 水溶液的数密度是相等的。在我们的研究中，PLNP-GNR 复合纳米体系水分散体中 PLNPs 的数量密度是 GNRs 的 4 倍。也就是说，对于一定质量的 PLNP-GNR 复合纳米体系(m)，PLNPs 和 GNRs 的质量分别为 $\frac{4}{5}m$ 和 $\frac{1}{5}m$，即在一定体积的水分散体中二者的质量比约为 4∶1。

随后，为了对通过 TEM 图片观察到的结果和相关计算结果进行进一步论证，我们又对 PLNP-GNR 复合纳米体系水分散体样品进行了 ICP-AES 测试，相关测试结果如表 4.1 所示。在测试中，我们分别检测了复合溶液中与 PLNPs 相关的 Ga 原子和与 GNRs 相关的 Au 原子的质量浓度，为了实验准确性，我们进行了三次实验取平均值。随后，根据检测到的 Ga 元素的质量浓度，我们计算得到了 PLNPs 的质量浓度。而对于 GNRs，我们认为它是由金原子密堆积形成的，因此测得的 Au 的质量浓度即为分散体中 GNRs 的质量浓度。最终，我们可以发现 PLNP-GNR 复合纳米体系水分散体中 PLNP 与 GNR 的平均质量比（3.85 : 1）接近 4 : 1，即在一定体积溶液中，二者的数密度比约为 4 : 1，这与我们通过 TEM 图像观察到的结果以及随后的计算结果均一致。在这里，我们需要再次强调，因为 NIR 单波长激发下 GNRs 的吸收强度明显强于 PLNPs 的吸收强度，为了在应用过程中平衡二者的性能优势，实现复合纳米体系良好的多功能一体化应用效果，因此在一定体积的水分散体中 PLNPs 的数密度高于 GNRs。

表 4.1　通过 ICP-AES 测试确定的 PLNP-GNR 水溶液中 Au 和 Ga 元素的质量浓度，并通过 Ga 元素的质量浓度计算得到了分散体中 PLNPs 的质量浓度，同时给出了 PLNP 和 GNR 的质量比

测试次数	Au/(μg/mL)	Ga/(μg/mL)	PLNPs/(μg/mL)	PLNP : GNR
1	8.43	12.92	32.46	≈ 3.85 : 1
2	8.66	13.13	32.99	
3	8.77	13.58	34.12	

4.5　PLNP-GNR 复合纳米体系的性能表征

4.5.1　PLNP-GNR 复合纳米体系的溶液稳定性

对于制备得到的多功能 PLNP-GNR 复合纳米体系的应用目的，简言之，通过位于 NIR-Ⅰ生物窗口内的 635 nm 激光激发来实现单波长激发策略下的一体化无荧光背景生物成像、光热治疗以及光热治疗过程中的实时温度监测，具体的有关单波长激发策略应用示意图如图 4.11 所示。在上文的分析计算中我们已经知道，单个 PLNP 的质量与单个 GNR 的质量是近似相等的（$m_s : m_r \approx 1 : 1$），为了区分 GNRs 和 PLNPs 二者在 635 nm NIR 光激发下的光吸收能力，如图 4.12 所示，我们对相同浓度和体积条件下 GNRs 和 PLNPs 的水分散体溶液进行了紫外-可见-近红外吸收光谱测试。可以发现，GNRs 水分散体溶液在 635 nm

处的吸光度约为 PLNPs 溶液的 22 倍。对于 PLNP-GNR 复合纳米体系水分散体,由于 PLNPs 的数密度是 GNRs 的 4 倍,因此在复合纳米体系条件下,GNRs 在 635 nm 波长处的吸光度是溶液中 PLNPs 的 5.5 倍。也就是说,在635 nm 激光辐照下的 PLNP-GNR 复合纳米体系有超过 85%的光能被 GNRs 吸收了。因此,对于复合纳米体系,PLNPs 与 GNRs 的数密度比(4 : 1),确保了二者在 635 nm单波长激发条件下能够完美实现各自的余辉成像、温度传感以及光热转换应用性能,即展现了 PLNP-GNR 复合纳米体系优异的一体化应用性能。

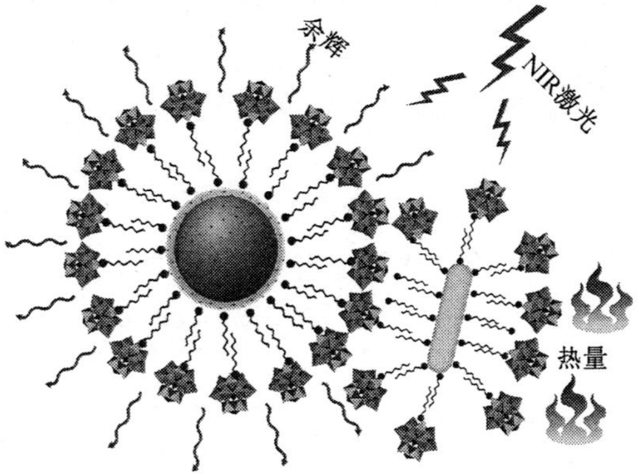

图 4.11　生物相容的 PLNP-GNR 复合纳米体系在单波长 NIR 激光(635 nm)激发下的生物成像、温度监测和光热治疗应用原理图

考虑之后的生物应用过程,为了复合纳米体系在生物体内能够顺利地到达病灶点,需要材料具有良好的溶液稳定性和水分散性能。为此,我们通过监测不同静置时间(时间:0,2,6,12,24 h)下 PLNP-GNR 复合纳米体系水分散体的稳定性照片以及 NIR 发射光谱,来对 PLNP-GNR 复合纳米体系的溶液稳定性进行评测分析,如图 4.13 所示。首先,图 4.13(a)展示了具有生物相容性的 PLNP- GNR 复合纳米体系水分散体的近红外发射强度随时间的变化,结果表明,在 0 ~ 24 h 范围内不同的静置时间下,复合纳米体系水分散体的发射强度基本相同。而这一结果与图 4.13(b)所展示的具有生物相容性的 PLNP-GNR 复合纳米体系水分散体在不同溶液静置时间(时间:0,2,6,12,24 h)下的照片上没有出现明显的上清液这一现象是一致的。因此,有效地证明了我们所创建的具有生物相容性的 PLNP-GNR 复合纳米体系能够在生物体内实现良好的输运过程,这也为活体应用过程中材料能够顺利到达治疗点奠定了良好的基础。

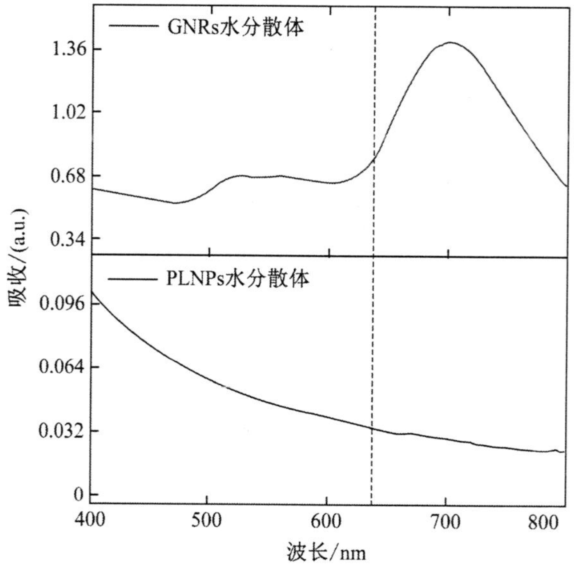

图 4.12　相同浓度和体积条件下 GNRs 和 PLNPs 的水分散体溶液的紫外-可见-近红外吸收光谱

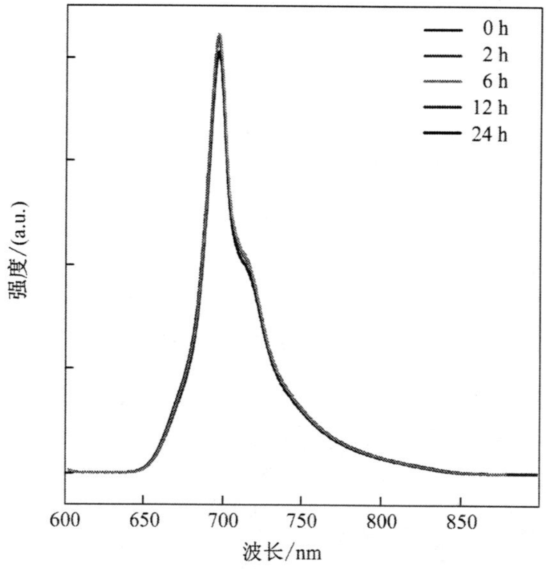

(a)

图4.13(a)彩图

图 4.13　(a) 具有生物相容性的 PLNP-GNR 复合纳米体系水分散体的近红外发射强度随时间的变化；(b) 具有生物相容性的 PLNP-GNR 复合纳米体系水分散体在不同溶液稳定时间(时间:0,2,6,12,24 h)下的照片

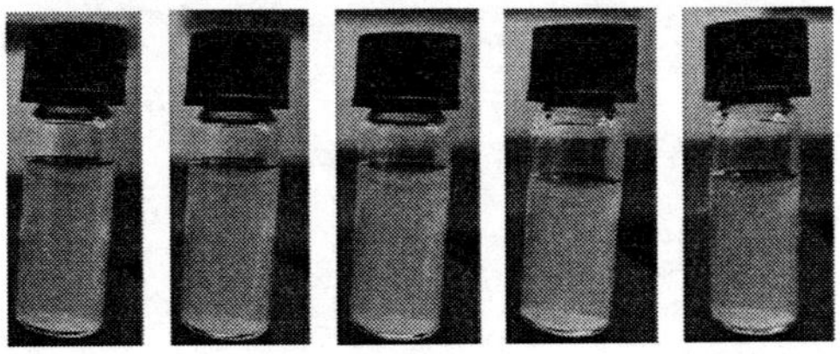

(b)

图 4.13(续)

4.5.2 PLNP-GNR 复合纳米体系的余辉成像性能

为了直观证明 PLNPs 参与合成了 PLNP-GNR 复合纳米体系后仍然具有良好的余辉成像性能,纳米体系水分散体在 NIR 635 nm 激光辐照 15 min 并关闭激光 10 s 后的 NIR 余辉成像图片如图 4.14 所示。能够直观地发现,合成的具有生物相容性的 PLNP-GNR 复合纳米体系在 NIR 激光辐照后具有清晰的余辉成像效果。样品良好的余辉成像性能在之后的活体应用过程中,能够有效地用于体内无荧光背景成像定位以及光热治疗过程中的一体化实时温度监测。

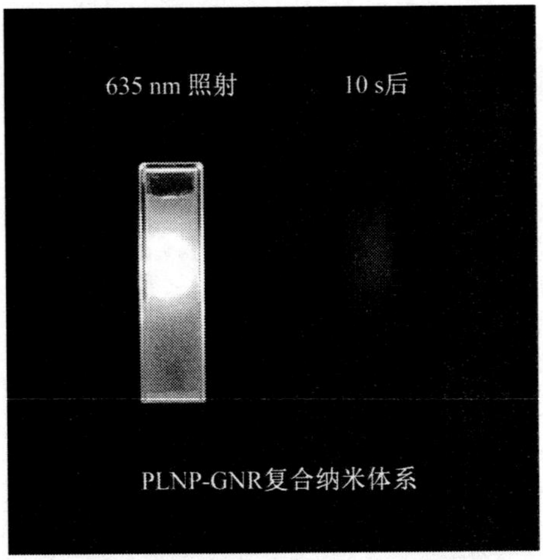

图 4.14　生物相容的 PLNP-GNR 复合纳米体系在 635 nm 激光照射 15 min 停止 10 s 后的 NIR 余辉成像图片

4.5.3 PLNP-GNR 复合纳米体系的光热转换性能及光照稳定性

为了直观证明 GNRs 参与合成了 PLNP-GNR 复合纳米体系后仍然具有良好的光热转换性能,我们对样品水分散体在 635 nm NIR 激光辐照过程中的温度变化进行了采集分析。图 4.15 中给出了在 635 nm 激光辐照(0.8 W/cm^2)条件下,超纯水、相同溶液浓度(5 mg/mL)的 PLNPs 和 PLNP-GNR 复合纳米体系水分散体时间依赖的温度变化曲线。结果表明,与纯水的情况相比,PLNPs 水分散体在 635 nm NIR 激光辐照下并不会产生相对明显的温度变化。但是,当 PLNP-GNR 复合纳米体系水分散体的浓度与 PLNPs 水分散体浓度相同时(即溶液的数密度相同),在 PLNPs 与 GNRs 共存的情况下溶液会产生明显的温度变化。也就是说,溶液热的产生是源于 GNRs 在 635 nm 激光辐照下通过光热转换所产生的热能,明确证明了在复合条件下 GNRs 的光热转换性能并未受到影响。

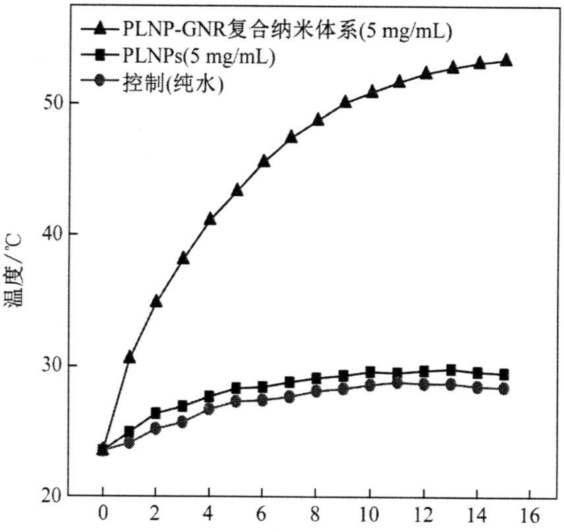

图 4.15 在 635 nm 激光辐照(0.8 W/cm^2)条件下,超纯水、相同溶液浓度的 PLNPs 和 PLNP-GNR 复合纳米体系水分散体时间依赖的温度变化曲线

随后，为了分析材料的升温效果，我们监测了不同浓度的 PLNP-GNR 复合纳米体系水分散体在 635 nm 激光辐照下的温度变化曲线。图 4.16(a)展示了生物相容的 PLNP-GNR 复合纳米体系水分散体在一定浓度范围 0~5.0 mg/mL 下的样品图片。同时，在 635 nm 激光辐照(0.8 W/cm^2)15 min 过程中，其温度随辐照时间的变化曲线如图 4.16(b)所示。需要强调的是，本书中采用635 nm 激光器的高功率密度(0.8 W/cm^2)的目的是降低系统与环境的热扩散过程对后续室温下光热转换效率测量精度的影响。从图中可以发现，在 0~6 min 范围内，各浓度溶液的温度均随着辐照时间的增加而迅速升高。而在 6~15 min 范围内，溶液温度随辐照时间的增加而缓慢升高。这说明了复合纳米体系在不同溶液浓度条件下均具有良好的升温能力。当辐照时间超过 15 min 后，这些溶液的温度几乎不再发生变化，说明此时溶液的升温速率与向环境中的热扩散速率达到了平衡。与此同时，能够发现样品在 635 nm 激光辐照 15 min 的情况下，随着溶液浓度的增加，辐照前后的温差从 7 ℃增大到 30 ℃，如图 4.17 所示。并且，溶液浓度与升温变化之间存在着一个相对良好的线性关系，这也说明了我们合成的 PLNP-GNR 复合纳米体系在一定条件的光辐照情况下具有良好的升温稳定性，能够作为一种良好的光热剂材料被应用于肿瘤的无创化光热治疗过程。在之后对 PLNP-GNR 复合纳米体系的性能表征过程中，我们均将 PLNP-GNR 复合纳米体系水分散体的溶液浓度确定为 4.0 mg/mL。

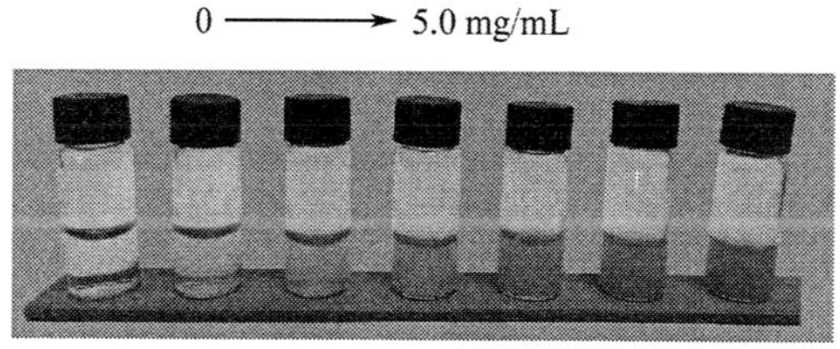

(a)

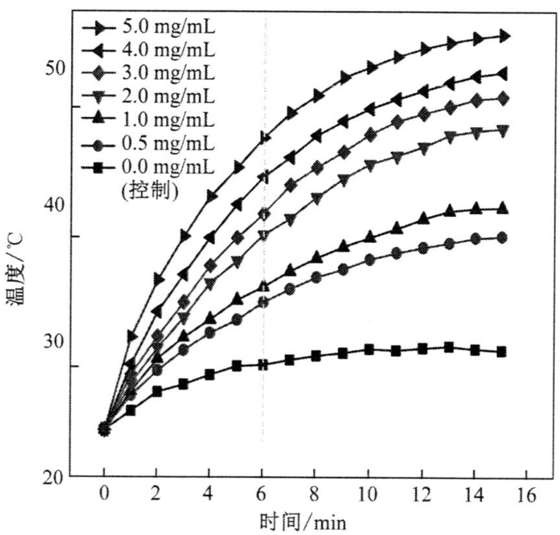

(b)

图 4.16　(a) 不同溶液浓度(0,0.5,1.0,2.0,3.0,4.0,5.0 mg/mL)的生物相容的 PLNP-GNR 复合纳米体系的照片;(b) 不同溶液浓度的生物相容的 PLNP-GNR 复合纳米体系在 635 nm 激光照射(0.8 $W \cdot cm^{-2}$)下温度随时间的变化曲线

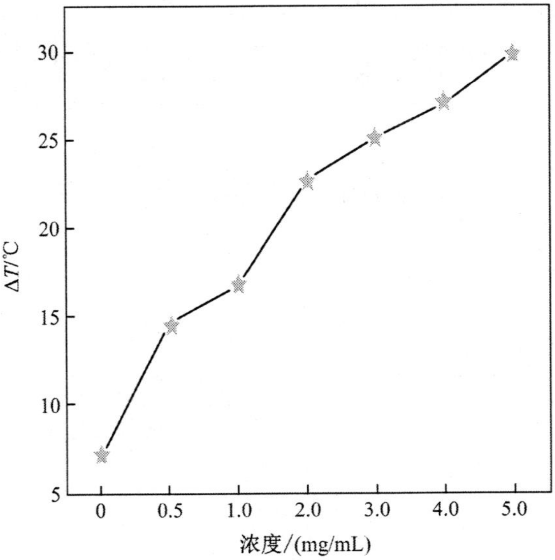

图 4.17　不同溶液浓度(0,0.5,1.0,2.0,3.0,4.0,5.0 mg/mL)PLNP-GNR 复合纳米体系水分散体在 635 nm 激光辐照 15 min 下的温度变化

随后,为了分析材料的光照稳定性,我们对生物相容的 PLNP-GNR 复合纳米体系进行了五个循环的光热性能测试,如图 4.18(a)所示。对于每一个循环的测试,溶液通过 635 nm 激光辐照 6 min 的升温过程,然后再经过 6 min 激光关闭后的冷却过程[6]。可以发现,它们的光热曲线形状相似,对于每个循环的测试在 635 nm 激光辐照前后溶液的温差几乎相等,这就说明在经过激光的反复辐照过程后,PLNP-GNR 复合纳米体系不会发生纳米粒子的团聚或变性,也就是说,复合纳米体系具有良好的光照稳定性[7-8]。为了更好地证实这一点,PLNP-GNR 复合纳米体系水分散体在激光辐照前后的紫外-可见-近红外吸收光谱如图 4.18(b)所示。能够发现,激光辐照前后样品的吸收峰位、吸收强度几乎没有发生任何变化,这也进一步证明了 PLNP-GNR 复合纳米体系具有良好的光照稳定性,是材料具有可用性的重要证明。

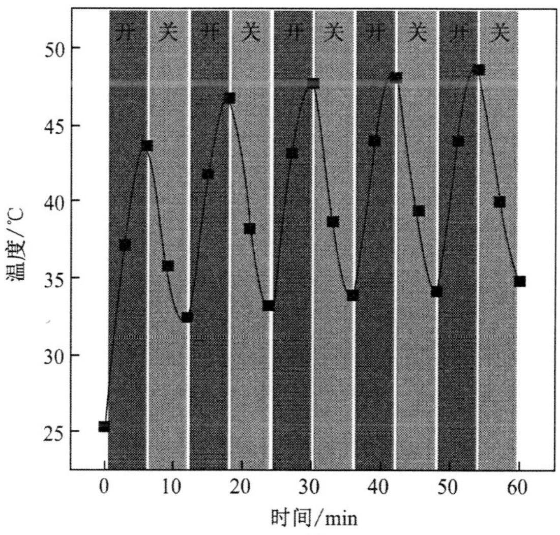

(a)

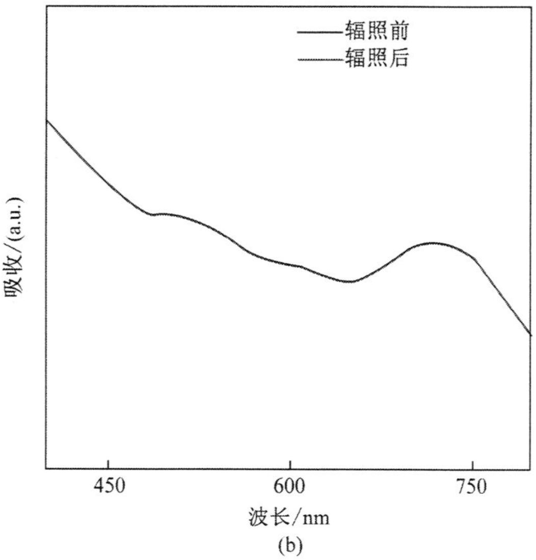

(b)

图 4.18　(a) PLNP-GNR 复合纳米体系水分散体(浓度:4.0 mg/mL)五个循环的光热响应(温度随时间变化)曲线;(b) PLNP-GNR 复合纳米体系水分散体在激光辐照前后的紫外-可见-近红外吸收光谱

4.5.4 PLNP-GNR 复合纳米体系的光热转换效率计算

作为评估材料光热转换性能的重要指标,光热转换效率的计算是必不可少的。为了得到 PLNP-GNR 复合纳米体系的光热转换效率,图 4.19(a)和 4.19(b)分别展示了生物相容的 PLNP-GNR 复合纳米体系水分散体(溶液浓度:4.0 mg/mL)在 635 nm 激光辐照(0.8 W/cm^2)过程及随后激光关闭后冷却过程的热成像图片和光热响应曲线(时间相关 ΔT 曲线),在这里 ΔT 被定义为测试温度与环境温度的差值[9-10]。基于图 4.19(b)中的冷却曲线部分,新的参数 θ 被定义为 ΔT 与 ΔT_{max} 的比值。因此,PLNP-GNR 复合纳米体系水分散体时间与 $-\ln\theta$ 相关的变化曲线如图 4.19(c)所示。随后,我们根据图 4.8 PLNP-GNR 复合纳米体系水分散体的吸收光谱和图 4.19(c)的关系曲线对样品的光热转换效率进行计算,相关计算过程如下。

PLNP-GNR 复合纳米体系系统的总能量守恒如式(4.5)所示:

$$\sum_i m_i C_{p,i} \frac{\mathrm{d}T}{\mathrm{d}t} = Q_{\mathrm{NPs}} + Q_{\mathrm{rest}} - Q_{\mathrm{surr}} \tag{4.5}$$

式中,m 和 C_p 分别代表质量和比热容;m 和 C_p 的后缀“i”代表的是溶剂(水)或分散剂(PLNP-GNR 复合纳米体系);T 为系统的温度;Q_{NPs} 为 PLNP-GNR 复合纳米体系通过光热转换过程的热吸收;Q_{rest} 是指溶剂(超纯水)和容器(石英比色皿)在吸收光能过程中产生的热量;Q_{surr} 是指由温差导致的系统向环境中的热扩散。Q_{NPs} 可以通过式(4.6)表示:

$$Q_{\mathrm{NPs}} = I(1 - 10^{-A_\lambda})\eta \tag{4.6}$$

式中,I、A_λ 和 η 分别代表 635 nm 激光功率、复合纳米体系水分散体在 635 nm 处的吸光度和光热转换效率。Q_{surr} 可以表示为式(4.7):

$$Q_{\mathrm{surr}} = hS\Delta T \tag{4.7}$$

式中,h、S 和 ΔT 分别代表传热系数、容器的表面积和系统与环境间的温度差。Q_{rest} 可以通过式(4.8)表示:

$$Q_{\mathrm{rest}} = Q_{\mathrm{loss}} = hA\Delta T_{\mathrm{max},H_2O} \tag{4.8}$$

式中,A 和 $\Delta T_{\mathrm{max},H_2O}$ 分别代表水的吸收面积和达到热平衡时水与周围环境的温差。

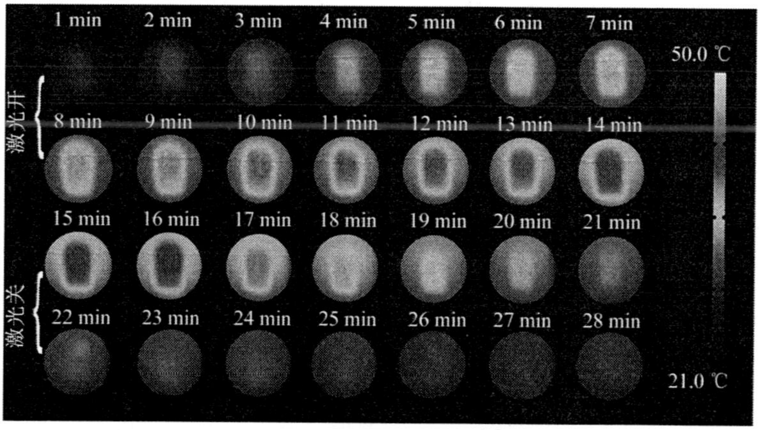

(a)

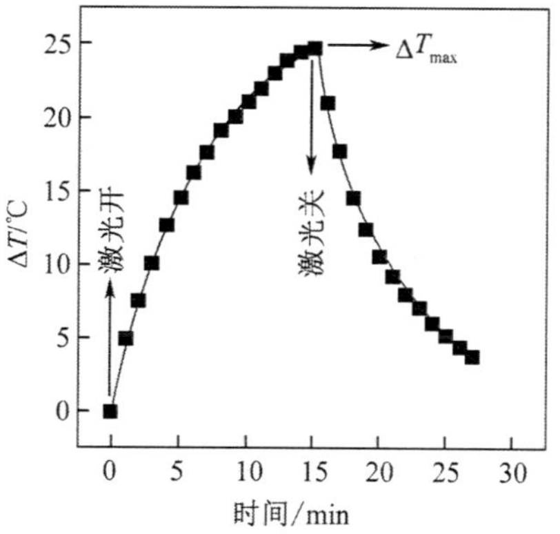

(b)

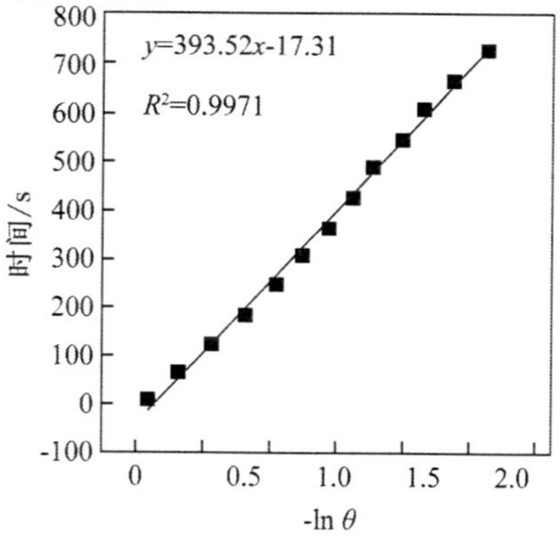

(c)

图 4.19　(a) 生物相容的 PLNP-GNR 复合纳米体系水分散体(溶液浓度:4.0 mg/mL)在 635 nm 激光辐照(0.8 W/cm²)过程及随后激光关闭后冷却过程的热成像图片;(b) 生物相容的 PLNP-GNR 复合纳米体系水分散体(溶液浓度:4.0 mg/mL)在 635 nm 激光辐照(0.8 W/cm²)过程及随后激光关闭后冷却过程的光热响应曲线;(c) 通过图 4.19(b)中的冷却曲线得到的时间与 -Ln θ 相关的变化曲线

当经过一定时间的近红外光照射后,系统达到热平衡,式(4.5)可简写为式(4.9):

$$Q_{NPs} + Q_{rest} = Q_{surr} = hA\Delta T_{max,mix} \tag{4.9}$$

式中,$\Delta T_{max,mix}$ 代表系统达到热平衡时,水分散体和周围环境间的温度差。根据式(4.6)、式(4.8)和式(4.9),η 可以用式(4.10)表示:

$$\eta = \frac{hA\Delta T_{max,mix} - hA\Delta T_{max,H_2O}}{I(1-10^{-A_\lambda})\eta} = \frac{hA(\Delta T_{max,mix} - \Delta T_{max,mix})}{I(1-10^{-A_\lambda})\eta} \tag{4.10}$$

为了得到 hA 的值,我们引入了参数 θ,可以用式(4.11)表示:

$$\theta = \frac{\Delta T}{\Delta T_{\max}} \tag{4.11}$$

将式(4.11)带入式(4.5)后,得到了接下来的式(4.12):

$$\frac{d\theta}{dt} = \frac{hA}{\sum_i m_i C_{p,i}}\left[\frac{Q_{NPs} + Q_{rest}}{hA\Delta T_{\max}} - \theta\right] \tag{4.12}$$

当 NIR 激光关闭后,Q_{NPs} 和 Q_{rest} 的总和等于零,此时式(4.12)可以被改写为式(4.13):

$$dt = -\frac{\sum_i m_i C_{p,i}}{hA}\frac{d\theta}{\theta} \tag{4.13}$$

对式(4.13)积分可以得到式(4.14):

$$t = -\frac{\sum_i m_i C_{p,i}}{hA}\ln \theta \tag{4.14}$$

$\dfrac{\sum_i m_i C_{p,i}}{hA}$ 的值可以通过图 4.19(c) 中对时间与 $-\ln \theta$ 的关系曲线拟合得到。由于 PLNP-GNR 复合纳米体系的质量(4×10^{-6} kg)远远小于溶剂(超纯水,1×10^{-3}kg)和石英比色皿(1.4×10^{-3} kg)的质量,因此 PLNP-GNR 复合纳米体系的 m_{NPs} 和 $C_{p,NPs}$ 是可以被忽略的。当 C_{H_2O}、m_{qua} 和 C_{qua} 分别被确定为 4.2×10^3 J/(kg·°C)、1.4×10^{-3} kg 和 0.8×10^3 J/(kg·°C) 时,hA 的值可以被计算出约为 0.013 8。因此,我们计算得到了 PLNP-GNR 复合纳米体系的光热转换效率约为 37%。在目前的研究报道中,Zeng 等和 Huang 等报道了有关 GNRs 在 808 nm 激光激发下的光热转换效率计算,分别约为 23.8% 和 22%,可以看出我们的结果与已报到的结果是接近的。而我们的计算值与已报到的数值之间的略微不同可能是由于不同的测试条件,例如:激发波长、溶液浓度或者 GNRs 尺寸等[10-11]。此外,对于 Pu 等报道的有关有机半导体聚合物用于 NIR-Ⅰ/Ⅱ的光声成像和光热治疗,采用双波长激发策略,在最有效激发条件下,样品的光热转换效率可以达 53%~71%[12-13]。针对于本书的 PLNP-GNR 复合纳米体系,为了同时实现无荧光背景生物成像、温度传感和光热治疗,我们采用了单波长激发策略,而在此过程中,由于 GNRs 的吸收远远强于 PLNPs 在此处的吸收,为了平衡样品有关 PLNPs 的余辉发光和 GNRs 相关的光热转换,就导致激发波长偏离 GNRs 的最有效吸收波长,这也就导致了复合纳米体系光热转换效率较低。

但是,需要强调的是,虽然我们的PLNP-GNR复合纳米体系的光热转换效率比一些有机类光热剂材料的效率低,却也明显高于目前已报道的大部分光热剂材料,使得我们的材料能够充分地应用于有关肿瘤消蚀的光热治疗过程。综上所述,我们合成的PLNP-GNR复合纳米体系具有较大的吸收系数和较高的光热转换效率,表明其具有很大的潜力应用于一体化光热治疗过程,是一种良好的余辉成像剂和纳米光热剂材料。

4.6　PLNP-GNR复合纳米体系余辉相关比率式纳米温度计的构建及验证分析

目前,基于发光材料针对温度敏感性而设计的纳米温度探针具有很大的潜在应用价值。而有关于余辉发光相关纳米温度计的建立更是人们关注的重点,这是因为其在应用过程中有效规避了生物荧光背景干扰的问题。同时,近红外余辉发光还有位于生物一区窗口、穿透深度大等特点。在前期的研究中,我们课题组已经成功创建了ZGGO相关具有纳米温度探测和体内NIR无荧光背景余辉成像双重功能的纳米探针[14]。在本书中,我们又将PLNPs的应用优势进一步提升,通过将光热剂和PLNPs紧密结合的方式,将二者的应用性能也进一步结合应用,利用PLNPs的温度传感性能来监测GNRs在光热治疗过程中的实时温度。

接下来,为了验证PLNP-GNR复合纳米体系在光热治疗过程中的温度传感能力,PLNP-GNR复合纳米体系水分散体在停止635 nm NIR激光辐照(辐照时间:15 min)后,在不同衰减时间(20,70,120,170,220,270,320,370 s)下获得的红外热成像图片和近红外余辉发射光谱分别如图4.20和图4.21所示。可以发现,由于没有NIR激光的辐照,当衰减时间从20 s降到370 s时,复合纳米体系水分散体的温度从47.8 ℃降到了35.7 ℃。基于前期的研究基础[14],我们利用PLNP-GNR复合纳米体系建立了一个无荧光背景干扰的比率式余辉纳米温度计。为了建立一个统一的纳米温标,需要对不同温度条件下的余辉发射光谱使用三个高斯函数进行拟合,具有代表性的在溶液温度为47.8 ℃时采集样品余辉发射光谱的拟合结果如图4.21插图所示。在这里,NIR发射相关的位于695 nm波长处的拟合峰1、位于701 nm波长处的拟合峰2和位于750 nm处的峰 3 分别归属于内部和表面的 Cr^{3+} 离子发光中心 $^2E \rightarrow {}^4A_2$ 的能级跃迁，内部的 Cr^{3+} 离子发光中心 $^4T_2 \rightarrow {}^4A_2$ 的能级跃迁和表面的 Cr^{3+} 离子发光中心 $^4T_2 \rightarrow {}^4A_2$ 的能级跃迁。材料在 635 nm 激光激发下的详细跃迁过程通过 Cr^{3+} 离子掺杂 ZGGO 纳米粒子的位型坐标来展示，如图 4.22 所示。在这里，ΔE_s 和 ΔE_i 分别代表表面和内部相关 Cr^{3+} 离子 $^4T_2$ 和 ^2E 能级抛物线底部的能隙（能极差）。在本书的研究中，与余辉温度计相关的 R_s 和 R_i 的值分别被定义为拟合峰 3 与拟合峰 1 以及拟合峰 2 与拟合峰 1 之间的积分强度比，并可以表示为式(4.15)和式(4.16)。

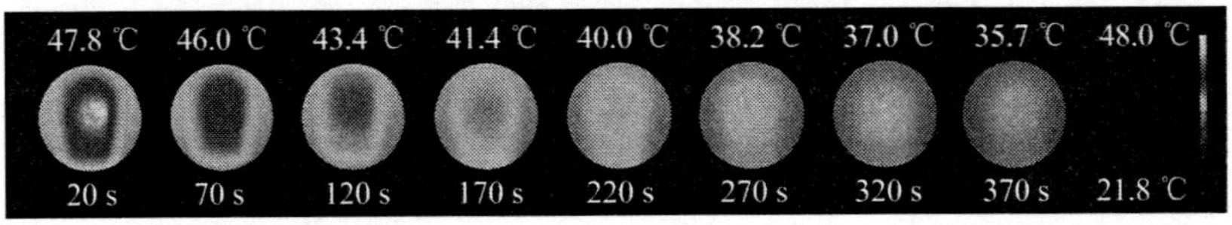

图 4.20　PLNP-GNR 复合纳米体系水分散体在停止 635 nm NIR 激光辐照（辐照时间：15 min）后，在不同衰减时间（20，70，120，170，220，270，320，370 s）下的红外热成像图片

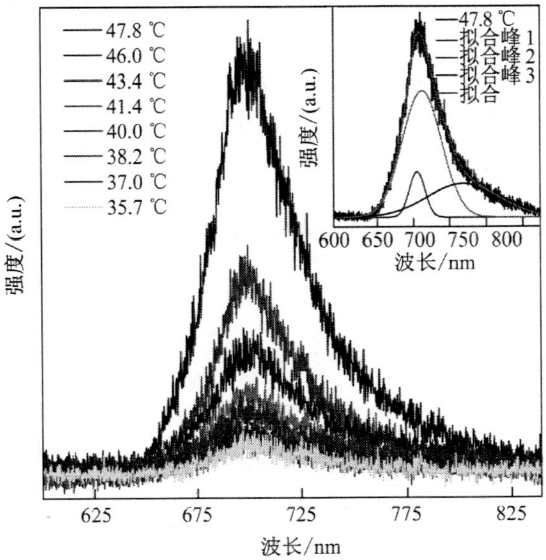

图4.21彩图

图 4.21　生物相容的 PLNP-GNR 复合纳米体系水分散体在停止 635 nm NIR 激光辐照（辐照时间：15 min）后，在不同衰减时间（20，70，120，170，220，270，320，370 s）下的 NIR 余辉发射光谱；插图展示的是对溶液温度为 47.8 ℃时采集的样品余辉发射光谱的拟合结果

$$R_s = \frac{I(\text{拟合峰 3})}{I(\text{拟合峰 1})} = C_s \times \exp\left(-\frac{\Delta E_s}{k_B T}\right) \tag{4.15}$$

$$R_i = \frac{I(\text{拟合峰 }2)}{I(\text{拟合峰 }1)} = C_i \times \exp\left(-\frac{\Delta E_i}{k_B T}\right) \tag{4.16}$$

式中，C_s 和 C_i 被认为是生理温度区间（298～325 K）内的常数；T 和 k_B 分别是绝对温度与玻尔兹曼常数。通过求 R_s 和 R_i 值的对数来建立相关的线性关系，得到如下的式（4.17）和式（4.18）：

$$\ln R_s = C'_s - \frac{\Delta E_s}{k_B T} \tag{4.17}$$

$$\ln R_i = C'_i - \frac{\Delta E_s}{k_B T} \tag{4.18}$$

式中，C'_s 和 C'_i 均为常数。为了得到上述方程中的常数，在 35.7 ～ 47.9 ℃温度范围内通过式（4.17）和（4.18）拟合得到了 $\ln R_{s(i)}$ 与 $1/T$ 之间的线性关系曲线如图 4.23 所示。因此，两个余辉纳米温度计分别源于 PLNP-GNR 复合纳米体系中 Cr^{3+} 离子发光中心表面和内部的 NIR 余辉发射，得到的相关拟合公式分别为

$$\ln R_s = 4.25 - 927/T \tag{4.19}$$

$$\ln R_i = 4.50 - 818/T \tag{4.20}$$

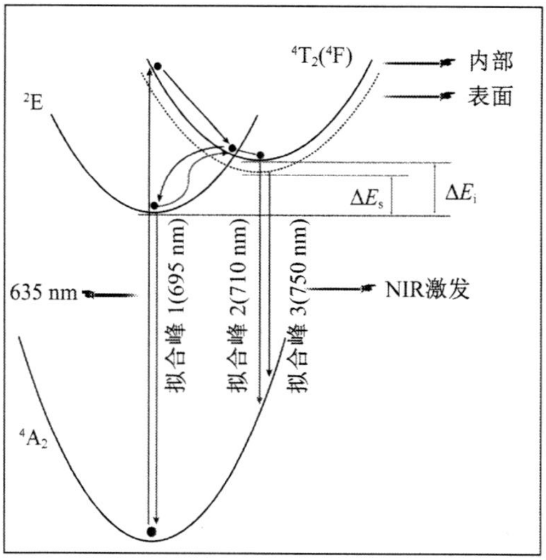

图 4.22　涉及 635 nm 光激发下相关跃迁过程的 Cr^{3+} 离子掺杂 ZGGO 纳米粒子的位型坐标图

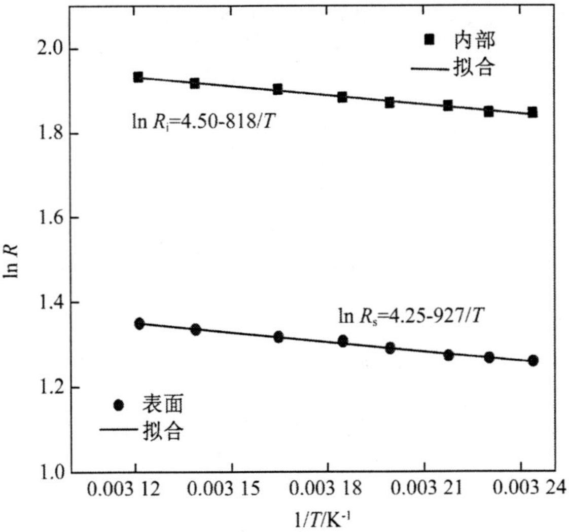

图 4.23 PLNP-GNR 复合纳米体系相关的 ln $R_{s(i)}$ 与 1/T 之间的线性关系曲线及其拟合结果

随后，根据式(4.21)对测温灵敏度的定义，我们对上文建立的余辉相关纳米温度计的绝对测温灵敏度进行了分析。基于以上的拟合数据，PLNP-GNR 复合纳米体系水分散体的测温灵敏度曲线如图 4.24 所示。从图中可以发现，在 35.7~47.9 ℃温度范围内，与 Cr^{3+} 相关的内部和表面的温度灵敏度随着温度的升高而增大，并且前者在每一个温度点均高于后者。这与我们之前研究报道的结果是匹配的，证明了我们合成 PLNP-GNR 复合纳米体系之后并未影响 PLNPs 良好的测温性能，也证明了我们计划利用余辉纳米温度探针进行实时温度监测的策略是可实现的。

$$S_r = \frac{1}{R'_i} \cdot \frac{dR'_i}{dT} = -\frac{\Delta E_s}{k_B T} \tag{4.21}$$

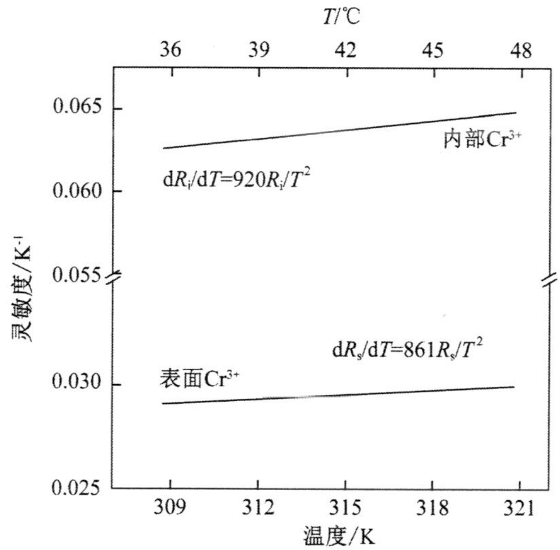

图 4.24　基于图 4.21 Cr^{3+} 离子表面和内部的拟合结果得到的有关 PLNP-GNR 复合纳米体系水分散体的测温灵敏度曲线

为了进一步验证这一点,我们又对复合纳米体系余辉相关纳米温度计的测温准确性进行了验证分析。图 4.25(a)和 4.25(b)分别展示了 635 nm 激光辐照后不同衰减时间的余辉发射光谱及其拟合结果,并通过所建立的表面及内部相关的纳米温标对溶液的温度进行了计算。同时,为了验证计算温度是否准确,插图也给出了通过热成像仪采集到的激光关闭后样品的热成像图片。可以发现,相比于使用表面 Cr^{3+} 离子相关余辉发射计算得到的温度值(41.2 ℃和 40.1 ℃),使用内部 Cr^{3+} 离子相关余辉发射计算得到的温度值(45.2 ℃和 42.1 ℃)与使用热成像仪测得的温度值(46.3 ℃和 42.9 ℃)更为接近(计算值与实际值的温差小于 1 ℃)。源于内部 Cr^{3+} 离子 NIR 余辉发射相关纳米温度计的较高的测温准确性和灵敏度主要归因于 R_i 的值高于 R_s 的值,也就是说,来自内部 Cr^{3+} 离子的余辉发光强度强于来自表面 Cr^{3+} 离子的余辉发光强度。因此,在之后的余辉温度监测过程中,我们均使用内部 Cr^{3+} 离子相关的纳米温度计进行温度监测。以上的分析也成功证明了我们针对 PLNP-GNR 复合纳米体系所建立的余辉相关纳米温度计用于光热治疗过程中实时温度监测的策略是可行的,可以通过实时余辉光谱扫描计算的方式监测治疗过程的温度,以此控制辐照时间的长短进而避免肿瘤周围正常组织受损。

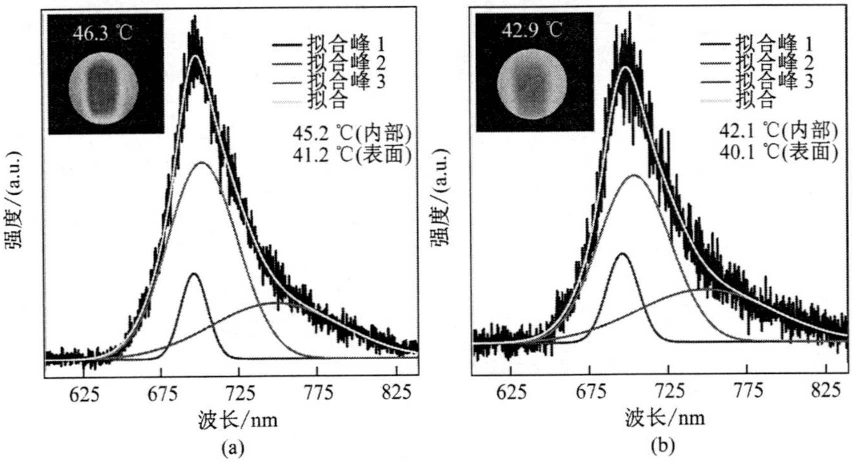

图 4.25 基于生物相容的 PLNP-GNR 复合纳米体系在不同温度下的 NIR 余辉发射相关的比率式余辉纳米温度计的验证;插图分别为样品的热像图(温度分别为 46.3 ℃和 42.9 ℃)

4.7 PLNP-GNR 复合纳米体系体外毒性分析

对于评估一个治疗剂材料是否可以进一步应用于体内的标准,除了需要材料具有良好的应用性能外,还要求材料必须是无毒的,以确保材料在体内应用过程中不会对组织代谢等造成任何副作用或病变。因此,为了分析材料的体外毒性,本节通过标准 MTT 法测定了不同浓度(0,25,50,100,200,400 和 800 μg/mL)的 PLNP-GNR 复合纳米体系水分散体参与孵育 Hela 和 A549 细胞后的细胞活性情况,如图 4.26 所示。能够发现,在25~800 μg/mL浓度区间内,细胞的存活率均接近 100%,这也就证明了 PLNP-GNR 复合纳米体系具有良好的生物相容性[5]。这个结果同时也证实了我们成功地将无毒的 PW_{12} 分子修饰在了 PLNP-GNR 材料的表面。

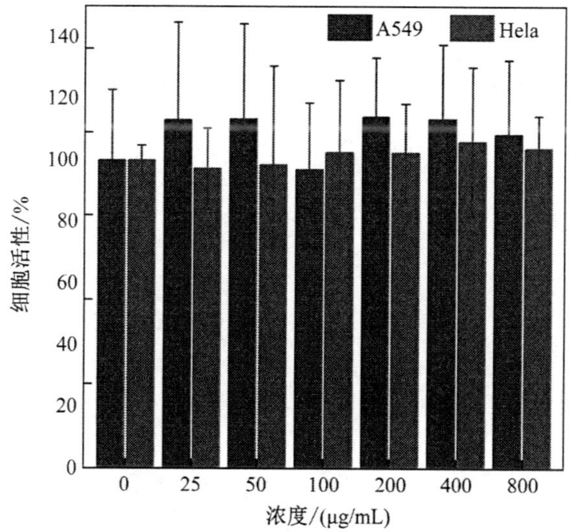

图 4.26 标准 MTT 法测定不同浓度(0,25,50,100,200,400 和 800 μg/mL)的 PLNP-GNR 复合纳米体系水分散体参与孵育 Hela 和 A549 细胞后的细胞存活情况

4.8 PLNP-GNR 复合纳米体系体外余辉成像及光热治疗表征

为了观察上述复合纳米体系的细胞余辉成像效果,将孵化的 Hela 细胞与不同浓度(0,400,800 μg/mL)的 PLNP-GNR 复合纳米体系水分散体共孵育 4 h。孵育后的 Hela 细胞经 635 nm NIR 激光辐照(辐照时间:5 min;激光功率密度:0.35 W/cm^2)后的时间依赖 NIR 余辉成像(曝光时间:240 s)如图 4.27 所示。可以发现,对于不含 PLNP-GNR 复合纳米体系的细胞孔板,无法检测到余辉发光信号。而对于含有 PLNP-GNR 复合纳米体系的细胞孔板,在停止 635 nm 激光辐照 15 min 后仍然可以观察到清晰的细胞余辉成像,且余辉发光强度随着水分散体浓度的增加而增强[15-16]。

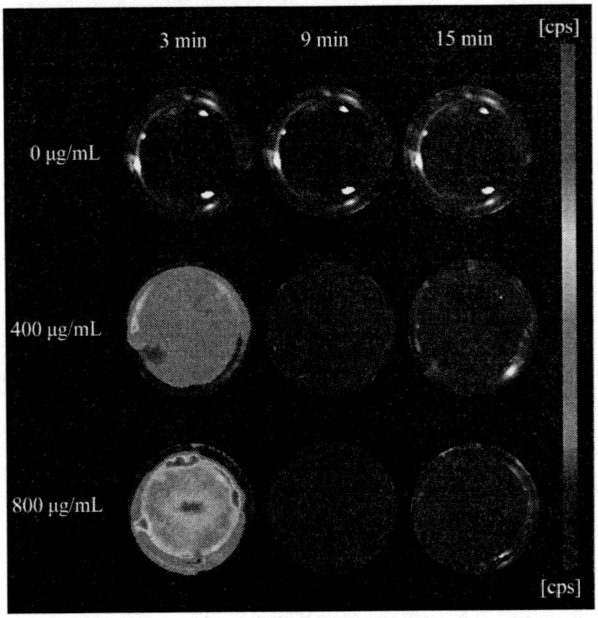

图4.27彩图

图 4.27　不同浓度的 PLNP-GNR 水分散体溶液共培养的 Hela 细胞在停止 635 nm 照射（辐照时间:5 min）后的时间依赖 NIR 余辉生物成像图片（曝光时间:240 s）

为了分析细胞对 PLNP-GNR 复合纳米体系的摄取行为，我们在不同条件（明场、405 nm 激发、633 nm 激发和叠加模式）下监测了经 PLNP-GNR 水分散体（800 μg/mL）处理的 Hela 细胞在经过 DAPI 染色后的细胞荧光成像，如图 4.28 所示。能够发现，对于通过 PLNP-GNR 复合纳米体系共孵育的 Hela 细胞，可以通过 DAPI 染色细胞核的方式明确细胞的位置，并随后在细胞质内观察到清晰的近红外荧光信号，这也就说明生物相容的 PLNP-GNR 复合纳米体系具有良好的细胞摄取率[17-18]。

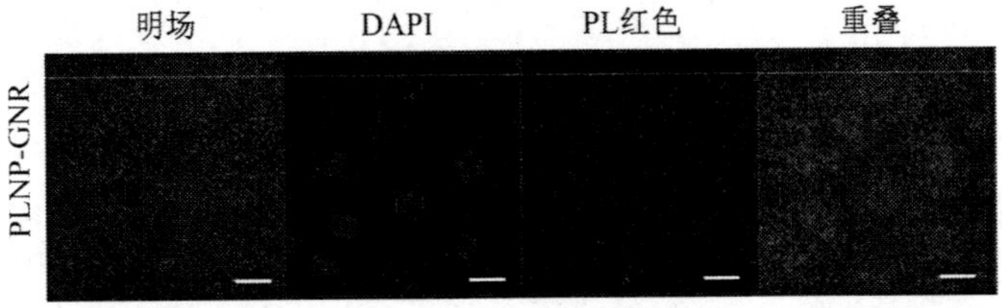

图 4.28　PLNP-GNR 水分散体（800 μg/mL）处理的 Hela 细胞经 DAPI 染色后在不同条件下（明场、405 nm 激发、633 nm 激发和叠加模式）检测的荧光成像图片，标尺为 20 μm

为了进一步评估 PLNP-GNR 复合纳米体系的体外光热治疗效果，使用激光共聚焦显微镜对不同处理条件下使用 Calcein-AM 和 PI 共染色的细胞进行了不同通道的测试（活细胞 488 nm，死细胞 546 nm，叠加模式），测试结果如图 4.29 所示。通常情况下，使用 Calcein-AM 和 PI 染色的细胞分别呈现绿色（活细胞）和红色（死细胞）[19]。在此实验研究中，细胞共染色之前，对照组、PLNPs 组、PLNP-GNR 组细胞分别用 635 nm 进行激光辐照（照射时间：5 min；激光功率密度：0.35 W/cm^2）处理。在这四组中，只有当 GNRs 和激光辐照条件同时满足时，才能够达到通过高温杀死癌细胞的目的。这一结果也进一步证明了，PLNP-GNR 复合纳米体系在体外细胞光热治疗过程中具有显著的光热消蚀效果。

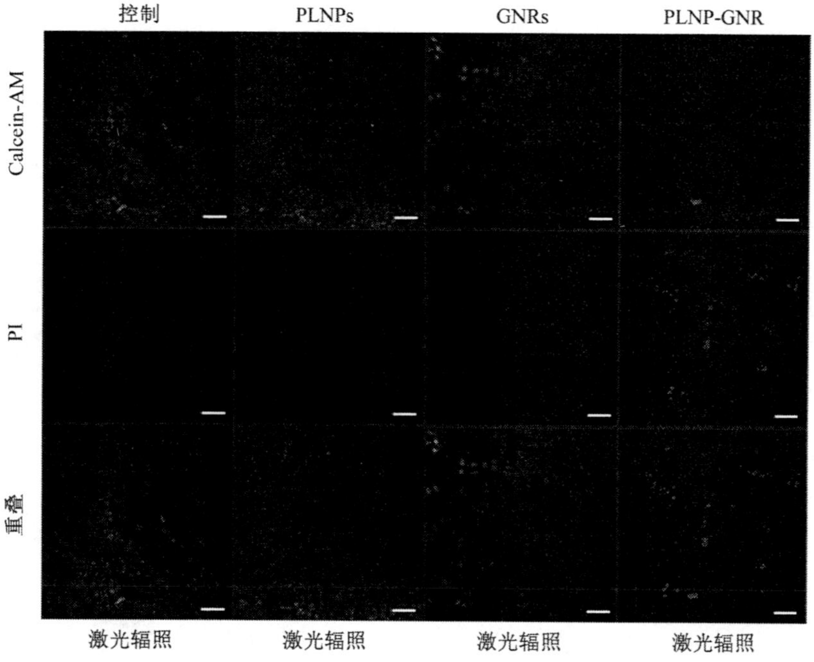

图 4.29　激光共聚焦显微镜对不同处理条件下培养的 Hela 细胞经 Calcein-AM 和 PI 共染色后在不同测试通道（Calcein-AM、PI 和叠加模式）下的图像采集，标尺为 100 μm

4.9 PLNP-GNR 复合纳米体系猪肉组织中温度监测诱导的光热治疗表征

针对上述 NIR(635 nm)光激发下的光热治疗应用来看,PLNP-GNR 复合纳米体系在此过程中可以发挥三种作用,作为光热治疗过程的光热剂、作为无荧光背景成像的光学探针以及作为温度探测的比率式余辉纳米温度计,相关示意图如图 4.30 所示。与其他纳米复合材料相比(例如:上转换与金棒纳米复合材料),余辉策略可以有效规避生物成像和基于 GNRs 光热治疗过程中温度传感的自荧光效应。特别地,由于本研究中的激发波长和余辉发射波长均处于 NIR-Ⅰ生物窗口内,因此该余辉策略对于局域组织的一体化光热治疗具有潜在的应用价值。

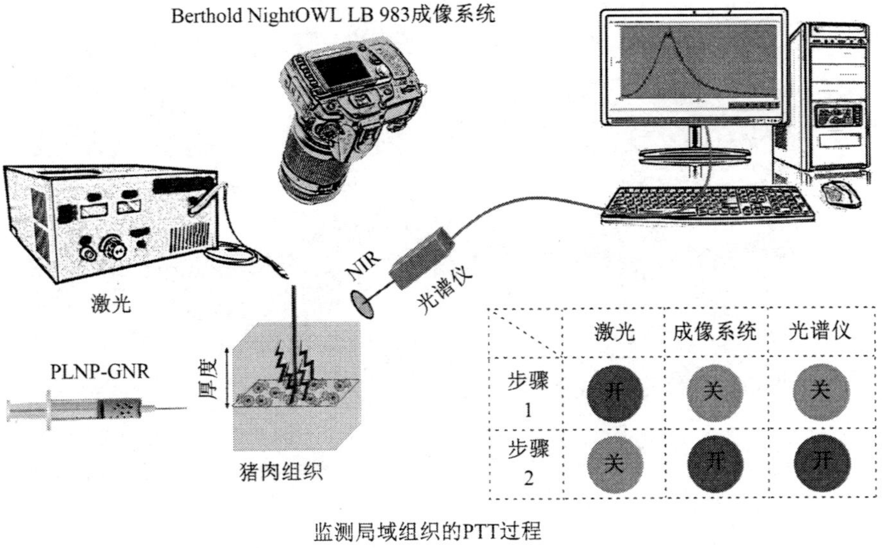

图 4.30 监测局域组织光热治疗过程示意图。将 PLNP-GNR 复合纳米体系水分散体注射到猪肉组织表面以下一定厚度处,通过 635 nm 激光辐照,实现光热治疗和能量存储,产生近红外余辉发光(步骤 1);在停止 635 nm 照射后,实现基于 NIR 余辉发射无荧光背景生物成像和温度传感(步骤 2)

为了证明 PLNP-GNR 复合纳米体系在光热治疗过程中对局部组织无荧光背景生物成像和温度传感的三种作用,我们考虑了涉及浅层和深层组织两种情况。首先,将 100 μL 的 PLNP-GNR 复合纳米体系水分散体注入猪肉组织表面之下 2 mm 处(浅组织)。在这种情况下,通过 635 nm 激光辐照不同时间(3,6,9,12,15 min)后的 NIR 余辉发射光谱如图 4.31(a)所示,使用源于内部 Cr^{3+} 离子余辉发射相关纳米温度计计算不同辐照时间的温度值。可以发现,随着辐照时间的增加猪肉组织的温度从 40.4 ℃增加到 59.2 ℃。图 4.31(b)展示了在浅组织条件下,635 nm 激光辐照不同时间后,组织内 PLNP-GNR 复合纳米体系的 FIR 热成像图片,发现随着辐照时间的增加,组织温度从 39.3 ℃增加到 58.7 ℃,这与我们的计算值是基本吻合的。同时,在浅组织条件下,635 nm 激光辐照不同时间后,组织内 PLNP-GNR 复合纳米体系的 NIR 余辉生物成像如图 4.31(c)所示,能够发现清晰的余辉成像信号。

接下来,将 100 μL 的 PLNP-GNR 复合纳米体系水分散体注入猪肉组织表面之下 10 mm 处(深组织)。在这种情况下,通过 635 nm 激光辐照不同时间(3,7,12,15 min)后的 NIR 余辉发射光谱如图 4.32(a)所示,使用源于内部 Cr^{3+} 离子余辉发射相关纳米温度计计算不同辐照时间的温度值,可以发现,随着辐照时间的增加猪肉组织的温度从 36.2 ℃增加到 45.7 ℃。然而,通过图 4.32(b)展示的深组织条件下,635 nm 激光辐照不同时间后,组织内 PLNP-GNR 复合纳米体系的 FIR 热成像可以发现测得的温度与通过余辉纳米温度计计算出的温度相差很大。这主要是因为在深组织条件下,FIR 热成像仪的探测精度有限,无法探测到准确的深层组织温度。而恰恰相反,由于余辉纳米温度计是根据 NIR 余辉发射设计的,NIR 发光具有穿透深度大的特点,因而能够准确计算出深组织中的温度。同时,我们也可以通过图 4.32(c)观察到激光辐照后深层组织中(10 mm 厚的猪肉组织)呈现出的清晰的近红外余辉成像。通过图 4.31(a)和图 4.32(a),在深、浅组织中 PLNP-GNR 复合纳米体系基于 Cr^{3+} 离子内部 NIR 余辉发射的温度相关热灵敏度可由计算得到,如图 4.33 所示。可以发现,在各个温度点,它们的热灵敏度几乎与上文计算得到的 PLNP-GNR 复合纳米体系水分散体的相同,例如:在 45 ℃时,$S_{shallow} \approx 0.065\ K^{-1}$, $S_{deep} \approx 0.064$ 和 $S_{aque} \approx 0.064\ K^{-1}$,这说明了组织深度对温度热灵敏度的影响不大。结果表明,我们制定的这种余辉应用策略是一种通过同时实现余辉成像和温度传感来监测深部组织 PTT 过程的有效方法。

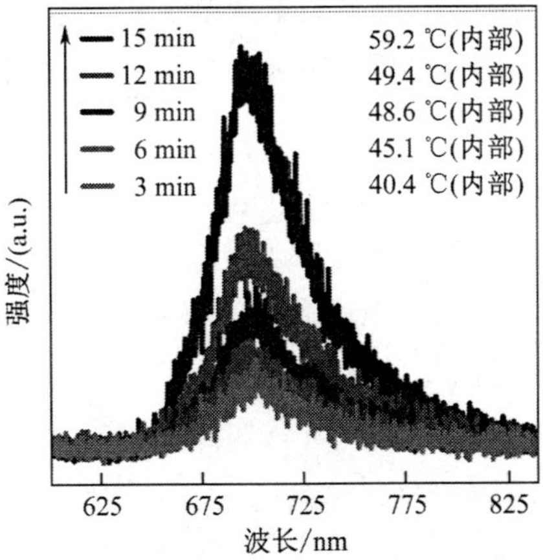

(a)

图4.31彩图

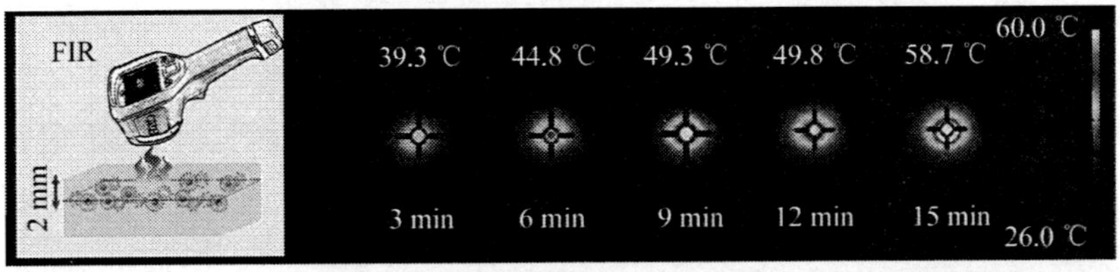

(b)

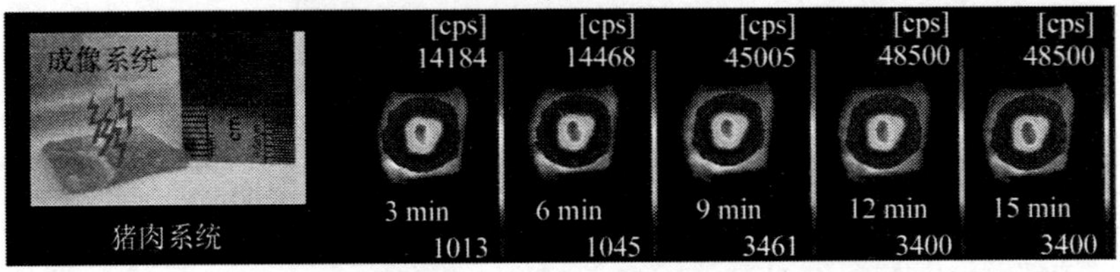

(c)

图 4.31 (a) 将 PLNP-GNR 复合纳米体系水分散体注入猪肉组织表面之下 2 mm 处(浅组织)并通过 635 nm 激光辐照不同时间(3,6,9,12,15 min)后的 NIR 余辉发射光谱以及通过上文建立的 Cr^{3+} 离子相关余辉纳米温度计计算的相应温度值;(b) FIR 热成像图片;(c) 在浅组织条件下,635 nm 激光辐照不同时间后,组织内 PLNP-GNR 复合纳米体系的 NIR 余辉生物成像

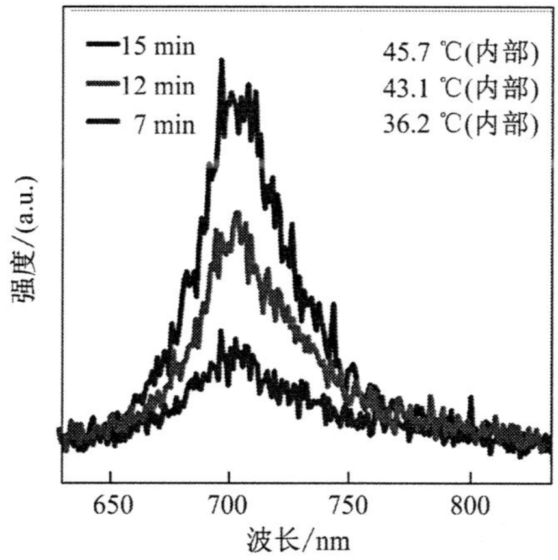

(a)

图4.32彩图

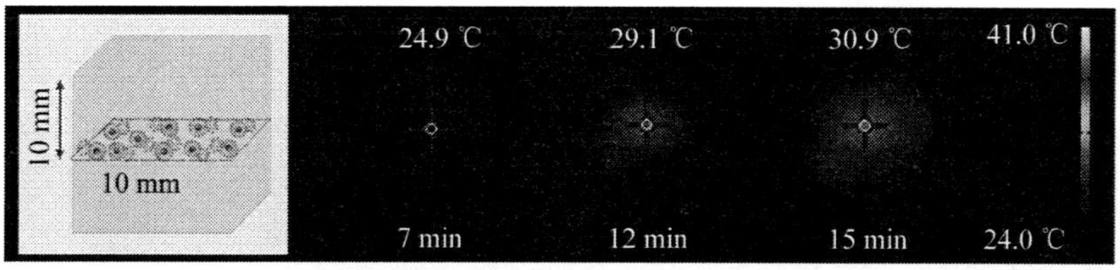

(b)

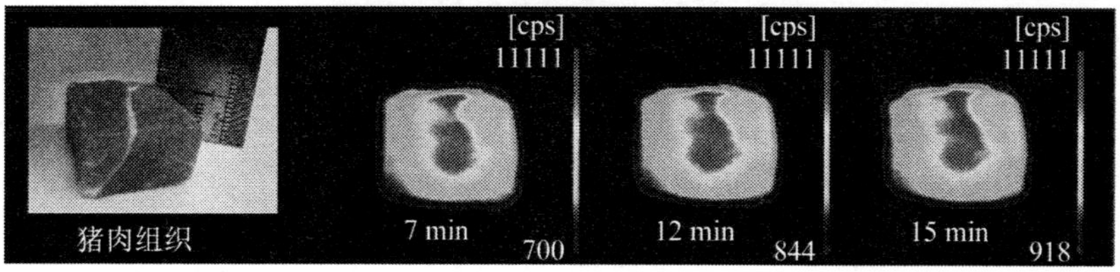

(c)

图 4.32　(a) 将 PLNP-GNR 复合纳米体系水分散体注入猪肉组织表面之下 10 mm 处(深组织)并通过 635 nm 激光辐照不同时间(7,12,15 min)后的 NIR 余辉发射光谱以及通过上文建立的 Cr^{3+} 离子相关余辉纳米温度计计算的相应温度值;(b) FIR 热成像图片;(c) 在深组织条件下,635 nm 激光辐照不同时间后,组织内 PLNP-GNR 复合纳米体系的 NIR 余辉生物成像

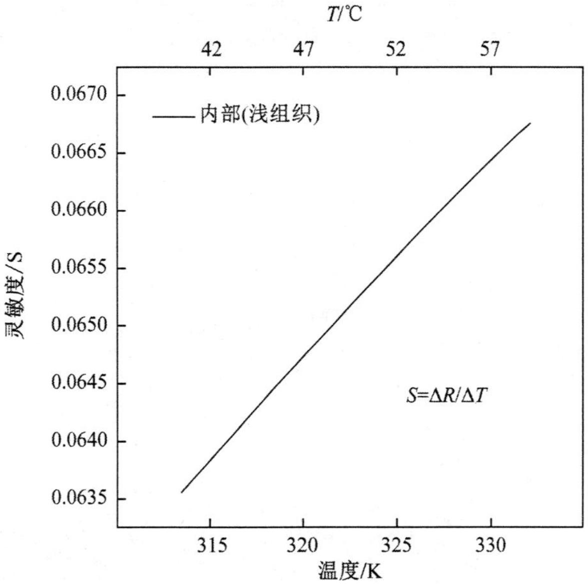

(a)

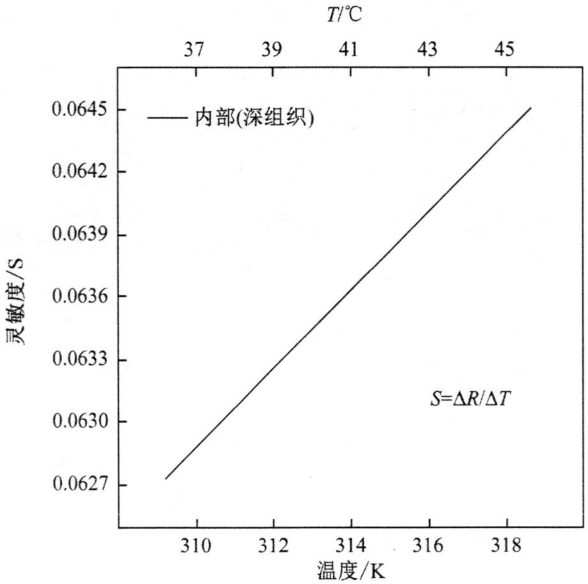

(b)

图 4.33　PLNP-GNR 复合纳米体系基于内部 Cr^{3+} 离子相关的 NIR 余辉发射在浅组织 (2 mm)和深组织(10 mm)中的温度灵敏度

4.10 PLNP-GNR复合纳米体系体内毒性分析

为了评估PLNP-GNR复合纳米体系的体内生物毒性,我们将八只健康的C57BL/6小鼠分为两组,即对照组(未经任何处理)和PLNP-GNR实验组(将PLNP-GNR复合纳米体系水分散体(2 mg/mL,100 μL)通过尾静脉注射的方式注射到小鼠体内)。将小鼠饲养14天后,对小鼠血样进行生化分析测试,如图4.34所示。血液生化指标测试主要包含肝功和肾功两大项,主要有白蛋白(ALB)、谷丙转氨酶(ALT)、谷草转氨酶(AST)、总蛋白(TP)、球蛋白(GLO)、尿素氮(BUN)、肌酸酐(CREA)和总胆红素(TBIL)八项指标被评估。可以发现,PLNP-GNR实验组的各个参数与对照组的参数值很接近,这表明PLNP-GNR复合纳米体系具有良好的生物安全性,在进一步体内应用过程中不会产生明显的体内毒性[20]。

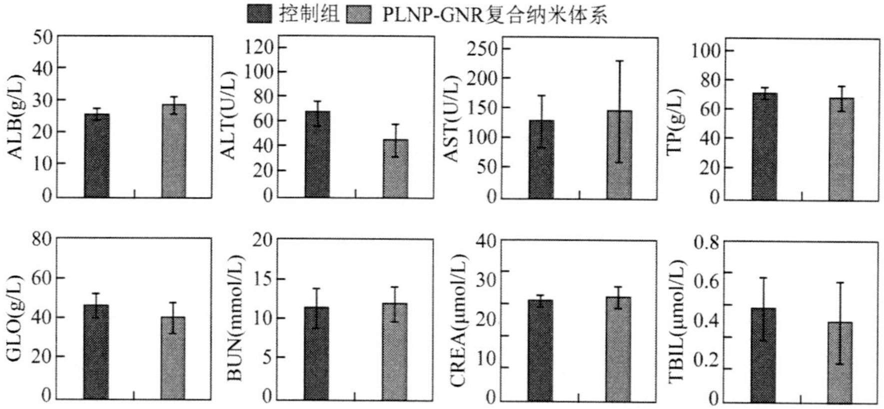

图4.34 尾静脉注射PLNP-GNR复合纳米体系水分散体14天后的血生化测试

为了评估PLNP-GNR复合纳米体系的组织分布和代谢,将PLNP-GNR复合纳米体系水分散体(2 mg/mL,100 μL)通过尾静脉注射的方式注入健康的C57BL/6小鼠体内,并且于注射后的1,3,7天分别处死一组小鼠(每组三只小鼠)。将不同时间段处死的小鼠器官完全消解,随后进行ICP-AES测试,通过测试不同组织器官内Ga元素的含量来分析PLNP-GNR复合纳米体系在小鼠体内的分布情况,测试结果如图4.35所示。可以发现PLNP-GNR复合纳米体系主要聚集在网状内皮系统中,如肝脏和脾脏。并且,随着材料在小鼠体内循环时间的增加,组织器官中复合纳米体系的数量逐渐减少,这表明体内存在的PLNP-GNR复合纳米体系可以通过小鼠自身的代谢功能逐渐去除[21-22]。

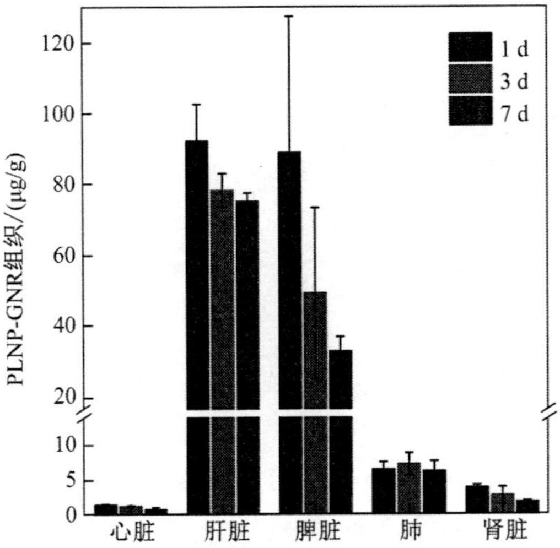

图 4.35　尾静脉注射后不同时间间隔经 ICP-AES 测定 PLNP-GNR 复合纳米体系在小鼠体内的生物分布情况

4.11　PLNP-GNR 复合纳米体系温度监测诱导的活体光热治疗效果

在上文中,我们通过实验分析成功地将 PLNPs 和 GNRs 通过静电吸附的方式复合在了一起,且具有良好的稳定性及生物相容性。这是因为 PLNP-GNR 复合纳米体系表面吸附了带正电荷的 CTAB 和带负电荷的 PW_{12}。我们认为,表面修饰剂的存在使得 PLNP 和 GNR 二者被紧紧地吸附在一起,同时有效降低了材料的表面毒性。而我们知道,若想将 PLNP-GNR 复合纳米体系用于活体组织治疗应用,还要确保通过静电吸附手段合成的复合纳米体系在漫长的活体血液循环过程中仍然能够保证材料的稳定性和生物稳定性不被破坏。为了进一步证实这一点,具有生物相容性的 PLNP-GNR 复合纳米体系在模拟血液环境(HSA,pH=7.4)中分散 24 h 后的 TEM 图像如图 4.36 所示。从图中可以发现,GNR 与 PLNP 通过静电吸附耦合后在模拟血液环境中分散 24 h 后的形态与分散前的复合纳米体系相似(如图 4.9 所示)。这也就说明了通过静电吸附构建的具有生物相容性的 PLNP-GNR 复合纳米体系在模拟血液环境中仍然能够保持良好的稳定性，为我们之后的活体应用治疗奠定了基础。

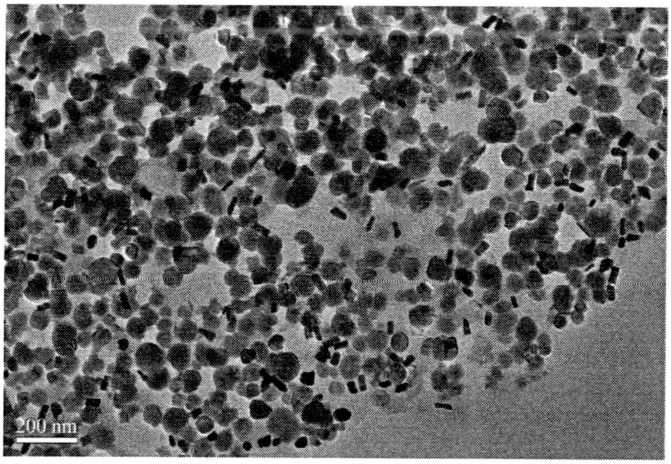

图 4.36 具有生物相容性的 PLNP-GNR 复合纳米体系分散于模拟血液环境中(HSA，pH=7.4)24 h 后的 TEM 图像

为了进一步了解不同的组织环境如何影响 PLNP-GNR 复合纳米体系在局部组织的积累情况，图 4.37 展示了将具有生物相容性的 PLNP-GNR 复合纳米体系分散在模拟等离子体环境(HSA，pH=7.4)、肿瘤细胞环境(pH=6.5)和溶酶体环境(pH=5.0)溶液中后，分别在不同的稳定时间获得的照片。可以发现，在模拟等离子体环境中，当静置时间达到 24 h 时，没有出现明显的沉淀，这说明了 PLNP-GNR 复合纳米体系在模拟等离子体环境中具有良好的溶液分散性。然而，在酸性环境下(模拟肿瘤细胞环境和溶酶体环境)，当放置时间超过 30 min时，就会出现明显的沉淀，当放置时间超过 1 h 时，PLNP-GNR 复合纳米体系几乎完全累积在了容器底部[23]。由此能够推断，具有生物相容性的 PLNP-GNR 复合纳米体系很容易聚集在肿瘤细胞表面，并通过细胞摄取侵入细胞，从而实现 PLNP-GNR 复合纳米体系的体内一体化应用性能。

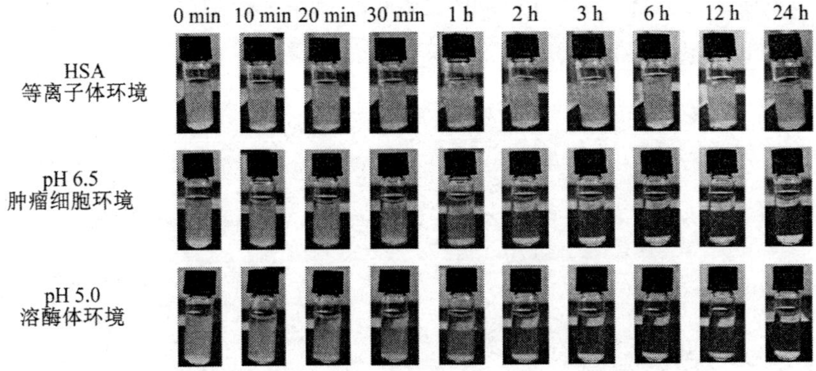

图 4.37　具有生物相容性的 PLNP-GNR 复合纳米体系分别分散在 pH=7.4、pH=6.5 和 pH=5.0 的环境溶液中,在不同静置时间获得的照片

为了分析 PLNP-GNR 复合纳米体系在体内光热治疗过程中的无荧光背景生物成像情况,我们通过瘤内注射的方式将复合纳米体系水分散体直接注射到肿瘤内部(2 mg/mL,50 μL),并将注射了复合纳米体系水分散体的荷瘤小鼠的肿瘤部位暴露于 635 nm NIR 激光下($0.35\ W/cm^2$)5 min,停止激光辐照后通过小动物成像系统对小鼠病灶部位进行不同衰减时间下(10,20,30,45 和 50 min)的余辉成像(积分时间:180 s),如图 4.38 所示。在这里,值得强调的一点是,为了更好地同时实现体内无自体荧光生物成像、温度传感和光热治疗,我们采用了活体应用过程中激光的最佳激发功率密度($0.35\ W/cm^2$),这一应用值是略高于 635 nm NIR 激光的国际标准最大容许辐照量($0.2\ W/cm^2$)的。这一点也是我们在之后的研究中需要进一步提升的地方,未来,为了避免高功率 635 nm 激发光对体内正常组织的损伤,对于这种单波长激发策略,需要分析使用更长的激发波长和具有更强余辉强度的 PLNP-GNR 复合纳米体系。从图 4.35 中我们可以观察到,在停止 635 nm 激光辐照后的 60 min 仍然能够观察到小鼠肿瘤作用部位清晰的余辉生物成像。这也就说明了具有生物相容性的 PLNP-GNR 复合纳米体系能够很好地实现活体一体化应用的成像监测部分。

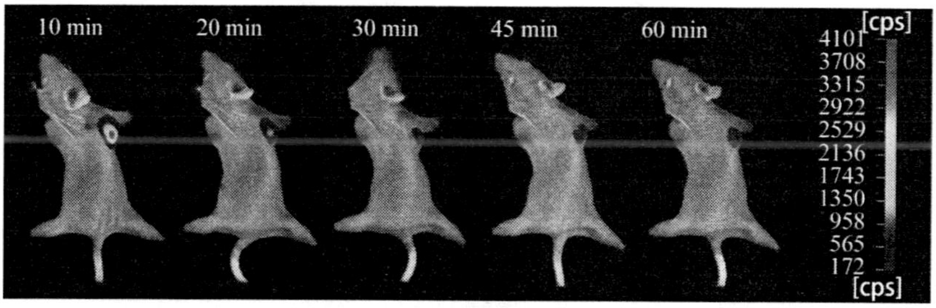

图 4.38　瘤内注射 PLNP-GNR 复合纳米体系水分散体荷瘤小鼠的肿瘤部位暴露于 635 nm NIR 激光下(0.35 W/cm²)5 min,停止激光辐照后不同衰减时间下的 NIR 余辉成像图片(积分时间:180 s)

随后,为了分析生物相容性 PLNP-GNR 复合纳米体系的温度传感性能,我们又对荷瘤注药实验体进行了不同时间(3,4 和 5 min)635 nm NIR 激光辐照后的余辉发射光谱采集,如图 4.39 所示。相应的瘤内温度(57.2,61.6 和 66.1 ℃)采用基于内部 Cr^{3+} 离子 NIR 余辉发射相关的比率式余辉纳米温度探针进行监测计算。这也就说明了具有生物相容性的 PLNP-GNR 复合纳米体系能够很好地实现活体一体化应用的光热治疗部分,在无荧光背景成像监测的同时来同步实现病变部位的肿瘤热消蚀。为了确认通过余辉温度探针计算得到的瘤内治疗点温度的准确性,我们通过 FIR 热成像仪进行了温度监测比对。图 4.40 展示了荷瘤注药实验体肿瘤部位的 FIR 热成像图作为照射时间(0,1,2,3,4 和 5 min)的函数。值得强调的是,实验中所监测到的 FIR 热成像温度是来源于 GNRs 及与其邻近的 PLNPs 达到热平衡的区域,而归属于冷发光的 PLNPs 的近红外余辉发射是对热成像图没有贡献的。由图 4.40 可以发现,在 635 nm 激光辐照后,瘤内注射了 PLNP-GNR 复合纳米体系的荷瘤小鼠肿瘤部位温度迅速超过 40 ℃,相应的实测温度值与从图 4.40 的余辉发射光谱中通过纳米温度探针计算获得的温度接近。这也就说明了具有生物相容性的 PLNP-GNR 复合纳米体系能够很好地实现活体一体化中应用纳米温度探针进行的实时温度监测部分。

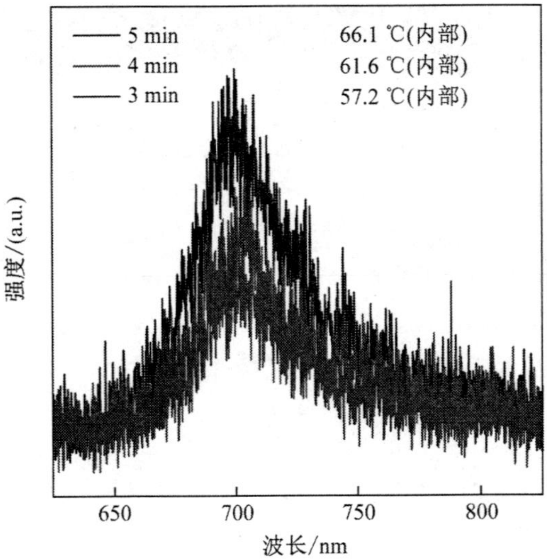

图 4.39　荷瘤小鼠瘤内注射具有生物相容性的 PLNP-GNR 复合纳米体系后肿瘤部位在不同辐照时间(3,4 和 5 min)后的近红外余辉发射光谱

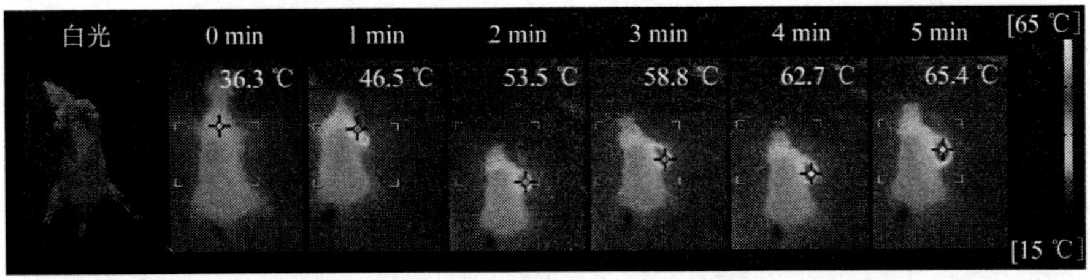

图 4.40　荷瘤小鼠瘤内注射生物相容性的 PLNP-GNR 复合纳米体系后肿瘤部位在不同辐照时间(0,1,2,3,4 和 5 min)后的 FIR 热成像图片

4.12　本章小结

在本章中,为了实现 NIR 单波长激发策略,构建一体化多功能纳米体系,需要将长余辉发光材料与光热剂材料进行良好的复合。因此,我们采用种子诱导法制备合成了在 NIR 区(635 nm 处)具有较强吸收能力的尺寸约为 50 nm(长径比≈2∶1)的 GNRs。而在上文中,我们已经通过 CTAB 辅助水热合成结合真空热处理成功制备合成了 CTAB 双分子层修饰的 ZGGO:Cr^{3+} 近球形超长余辉发光纳米材料。ZGGO:Cr^{3+}@ CTAB 具有良好的溶液稳定性、体内余辉成像以及温度监测性能。而为了将 PLNPs 与 GNRs 复合的同时降低复合材料的毒性,我们引入了 PW_{12}无毒小分子作为表面修饰剂进行静电吸附及表面改性。最终,通过层层组装修饰的方式成功制备了多功能一体化的 PLNP-GNR 复合纳米体系。

该复合纳米体系具有良好的生物相容性,且同时具备 GNRs 的光热性能以及 PLNPs 的余辉成像和温度传感性能。经过实验分析发现,PLNP-GNR 复合纳米体系具有良好的光照稳定性以及物理化学稳定性。同时,通过两种复合材料间的快速热平衡,能够相对准确地对光热治疗过程中的温度进行实时监测,从而进一步控制光热治疗过程中温度过高的问题,有效降低了癌变组织周围正常组织高温热损伤的风险。换句话说,通过 PLNP-GNR 一体化复合纳米体系,在 NIR 635 nm 激光的单波长激发下,在实现余辉成像和光热治疗的基础上有效实现了利用纳米温度探针对深组织肿瘤光热治疗过程的实时温度监测。

参 考 文 献

[1] YANG X J, LIU X, LIU Z, et al. Near-infrared light-triggered, targeted drug delivery to cancer cells by aptamer gated nanovehicles[J]. Advanced materials, 2012, 24(21): 2890-2895.

[2] ALLIX M, CHENU S, VÉRON E, et al. Considerable improvement of long-persistent luminescence in germanium and tin substituted $ZnGa_2O_4$ [J]. Chemistry of materials, 2013, 25(9): 1600-1606.

[3] SUN D Z, XIE H H, TANG S Y, et al. Ultrasmall black phosphorus quantum dots: Synthesis and use as photothermal agents[J]. Angewandte chemie international edition, 2015, 54(39): 11526-11530.

[4] ZHOU D W, FENG D X, TAN D H, et al. A surfactant-encapsulating polyoxometalate nanowire assembly as a new carrier for nanoscale noble-metal catalysts[J]. Chemistry-an Asian journal, 2016, 11(21): 3107-3112.

[5] ZHAO Q C, YIN J, FENG X D, et al. A biocompatible chitosan composite containing phosphotungstic acid modified single-walled carbon nanotubes[J].

Journal of nanoscience and nanotechnology, 2010, 10(11): 7126-7129.

[6] LIU Y J, BHATTARAI P, DAI Z F, et al. Photothermal therapy and photoacoustic imaging via nanotheranostics in fighting cancer[J]. Chemical society reviews, 2019, 48(7): 2053-2108.

[7] DU L H, QIN H, MA T, et al. In vivo imaging-guided photothermal/photoacoustic synergistic therapy with bioorthogonal metabolic glycoengineering-activated tumor targeting nanoparticles[J]. ACS nano, 2017, 11(9): 8930-8943.

[8] OUYANG J, CHAN F, JI D X, et al. 2D monoelemental germanene quantum dots: Synthesis as robust photothermal agents for photonic cancer nanomedicine[J]. Angewandte chemie, 2019, 131(38): 13539-13544.

[9] WANG S H, SHANG L, LI L L, et al. Metal-organic-framework-derived mesoporous carbon nanospheres containing porphyrin-like metal centers for conformal phototherapy[J]. Advanced materials, 2016, 28(38): 8379-8387.

[10] CHEN H B, ZHANG J, CHANG K W, et al. Highly absorbing multispectral near-infrared polymer nanoparticles from one conjugated backbone for photoacoustic imaging and photothermal therapy[J]. Biomaterials, 2017, 144: 42-52.

[11] HUANG D P, LIN D J, LI D W, et al. Biodegradable gold nanovesicles with an ultrastrong plasmonic coupling effect for photoacoustic imaging and photothermal therapy[J]. Angewandte chemie international edition, 2013, 52(52): 13958-13964.

[12] LI J C, PU K Y. Development of organic semiconducting materials for deep-tissue optical imaging, phototherapy and photoactivation[J]. Chemical society reviews, 2019, 48(1): 38-71.

[13] JIANG Y Y, UPPUTURI P K, XIE C, et al. Metabolizable semiconducting polymer nanoparticles for second near-infrared photoacoustic imaging[J]. Advanced materials, 2019, 31(11): 1808166.

[14] YANG J, ZHAO Y Y, MENG Y Q, et al. Irradiation-free photodynamic therapy in vivo induced by enhanced deep red afterglow within NIR-I bio-window[J]. Chemical engineering journal, 2020, 387: 124067.

[15] XU Y, YANG W T, YAO D F, et al. An aggregation-induced emission dye-powered afterglow luminogen for tumor imaging[J]. Chemical science, 2020, 11(2): 419-428.

[16] ZHU Q, XIAHOU J Q, GUO Y, et al. $Zn_3Ga_2Ge_2O_{10}$: Cr^{3+} uniform microspheres: Template-free synthesis, tunable bandgap/trap depth, and in vivo rechargeable near-infrared-persistent luminescence[J]. ACS applied bio materials, 2019, 2(1): 577-587.

[17] LI S H, ZHOU S X, LI Y C, et al. Exceptionally high payload of the IR780 iodide on folic acid-functionalized graphene quantum dots for targeted photothermal therapy[J]. ACS applied materials & interfaces, 2017, 9(27): 22332-22341.

[18] ZUO J, TU L P, LI Q Q, et al. Near infrared light sensitive ultraviolet-blue nanophotoswitch for imaging-guided "off-on" therapy[J]. ACS nano, 2018, 12(4): 3217-3225.

[19] ZHOU L B, JING Y, LIU Y B, et al. Mesoporous carbon nanospheres as a multifunctional carrier for cancer theranostics[J]. Theranostics, 2018, 8(3): 663-675.

[20] XIE H H, LIU M Q, YOU B H, et al. Biodegradable Bi_2O_2Se quantum dots for photoacoustic imaging-guided cancer photothermal therapy[J]. Small, 2020, 16(1): 1905208.

[21] CHEN L, ZHOU X J, NIE W, et al. Marriage of albumin-gadolinium complexes and MoS_2 nanoflakes as cancer theranostics for dual-modality magnetic resonance/photoacoustic imaging and photothermal therapy[J]. ACS applied materials & interfaces, 2017, 9(21): 17786-17798.

[22] SHI S G, HUANG Y Z, CHEN X L, et al. Optimization of surface coating on small Pd nanosheets for in vivo near-infrared photothermal therapy of tumor[J]. ACS applied materials & interfaces, 2015, 7(26): 14369-14375.

[23] ZHANG Y M, LIU J J, YU Y, et al. Enhanced radiotherapy using photothermal therapy based on dual-sensitizer of gold nanoparticles with acid-induced aggregation[J]. Nanomedicine: nanotechnology, biology and medicine, 2020, 29: 102241.

第 5 章　酸诱导聚合 PLNP-Bi_2S_3 一体化复合纳米体系的构建及其性能表征

在上一章中，我们通过引入无毒小分子 PW_{12} 作为表面改性剂，成功通过静电吸附的手段制备得到了具有生物相容性的 PLNP-GNR 复合纳米体系。该复合纳米体系能够在 NIR 单波长激发条件下实现一体化的深组织活体余辉成像、光热治疗以及实时温度监测，有效降低了光热治疗过程中对周围正常组织造成的光损伤。然而，对于 PLNP-GNR 复合纳米体系而言，上文实验中所使用的激光功率密度（0.35 W/cm^2）是明显高于 635 nm 激光最大允许辐照量（MPE，0.20 W/cm^2）的，这会在一定程度上对正常组织造成一定程度的光损伤。因此，在本书的工作中，复合纳米体系若要通过纳米温度计实时监测的方式降低光热治疗过程中由于治疗温度过高造成的光损伤从而实现最佳的光热治疗效果，那就要尽可能排除其他外在因素造成的干扰。而寻找具有更高光热转换效率的光热剂来降低激光功率密度就是重中之重。

在本章中，我们除了继续使用上文中所合成的 CTAB 双分子层修饰的 ZGGO:Cr^{3+}超长余辉纳米粒子外，又采用一步水相法合成了超小 Bi_2S_3纳米粒子；并通过引入 PSS 表面修饰剂进行表面改性修饰，利用静电吸附的方式合成了 PLNP-Bi_2S_3复合纳米体系；采用不同的表征手段，系统地研究了该复合纳米体系在多功能一体化余辉成像、光热治疗及实时温度监测等方面的潜在应用性能；同时，分析评估了材料通过酸诱导沉积的手段来实现精准靶向一体化肿瘤消蚀效果。

5.1　实 验 方 法

采用简单的一步水相法，我们制备合成了小尺寸的超小 Bi_2S_3纳米粒子材料，其详细合成过程如下：

(1)室温下,将 0.056 g 的 TAA 充分溶解在 10 mL 的超纯水中,标记为 A 液。

(2)室温下,根据化学计量比,分别将 0.5 g 的 PVP、0.056 9 g 的甘露醇($C_6H_{14}O_6$)以及 0.007 6 g 的硝酸铋($Bi(NO_3)_3 \cdot 5H_2O$)充分溶解于 25 mL 的超纯水中,标记为 B 液。

(3)在持续搅拌情况下,将 A 液缓慢滴加进 B 液中充分均匀搅拌。随后将混合液移至 50 mL 的锥形瓶中并置于油浴条件下,缓慢升温至 100 ℃后恒温缓慢搅拌 100 min 使其充分反应。反应结束后,我们得到了棕色溶液样品。

(4)将得到的棕色溶液产物转移至活化后的透视袋(截留分子量为 8 000~14 000)中进行透析以便去除多余的离子杂质,透析 24 h(每 2 h 换一次水)后得到了纯化的超小 Bi_2S_3纳米材料。

5.2　Bi_2S_3纳米粒子的结构表征及形貌分析

本书通过简单的一步水相法成功制备合成了超小尺寸的 Bi_2S_3纳米材料。根据现有的报道研究,可以通过一步水相法快速合成尺寸约为 200 nm 的 Bi_2S_3球形纳米粒子,粒子具有良好的形貌和均一性[1]。考虑到该合成方法简单易操作且粒子性能优异,因此本书参考已报道的大尺寸 Bi_2S_3纳米材料合成方法,对晶体的成核生长过程进行了进一步的验证分析,以求合成超小尺寸的 Bi_2S_3球形纳米粒子。经过多次的实验验证分析发现,当我们控制反应溶液中 Bi^{3+}的数目不变,将 S^{2-}的数目减少后,所合成 Bi_2S_3纳米粒子的尺寸明显增大,如图 5.1 所示。而通过图 5.2 能够发现,当我们控制反应液中 S^{2-}的数目不变,逐步降低 Bi^{3+}的数目后,所得到 Bi_2S_3纳米粒子的尺寸有明显变小的趋势。因此,通过对反应液中 S^{2-}和 Bi^{3+}数目的相对控制能够了解到,在 Bi_2S_3纳米晶的生长合成过程中,反应溶液中 S^{2-}存在的多少有效决定了晶体合成初始阶段成核数目的多少,S^{2-}的相对数目越多,晶体成核数量越多。换句话说,Bi^{3+}是作为生长基元通过输运生长的方式输运到核的表面并生长。因此,有效控制反应液中 S^{2-}与 Bi^{3+}的数目比可以良好地控制 Bi_2S_3纳米粒子尺寸的大小,为我们合成超小尺寸的 Bi_2S_3纳米粒子提供了清晰的思路。最终,通过进一步的探索,我们应用一步水相法成功制备合成了超小尺寸的 Bi_2S_3球形纳米粒子,如图 5.3 所示。通过 TEM 图片可以发现,纳米粒子具有良好的分散性,尺寸约为 4.59 nm。同时,通过图

5.3 插图的粒径分布可以发现,合成的纳米粒子具有良好的尺寸分布均匀性。

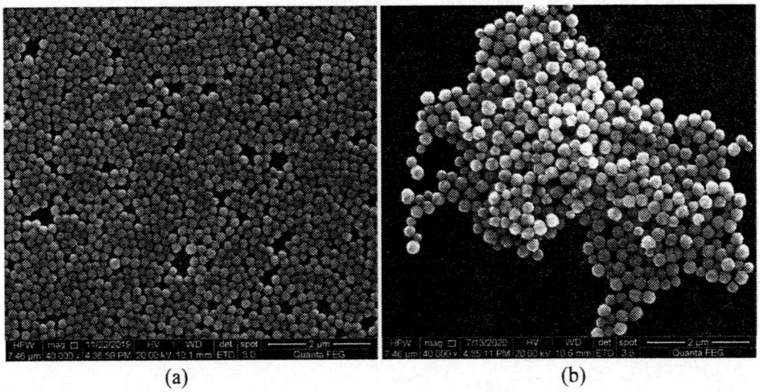

图 5.1　控制 S^{2-} 含量情况下,所得 Bi_2S_3 纳米粒子样品的 TEM 图片:(a) 标准化学计量比下所得样品的图片;(b) 在标准计量比下,降低 S^{2-} 的含量后所得样品的图片

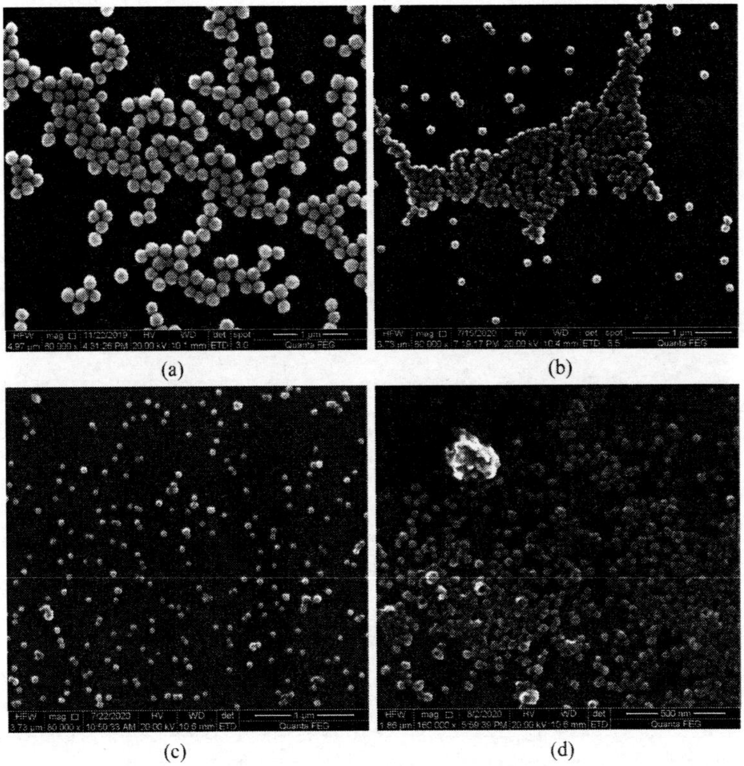

图 5.2　控制 Bi^{3+} 含量情况下,所得 Bi_2S_3 纳米粒子样品的 TEM 图片:(a) 标准化学计量比下所得样品的图片;(b)~(d) 在标准计量比下,随着 Bi^{3+} 的含量逐步降低后依次得到的样品图片

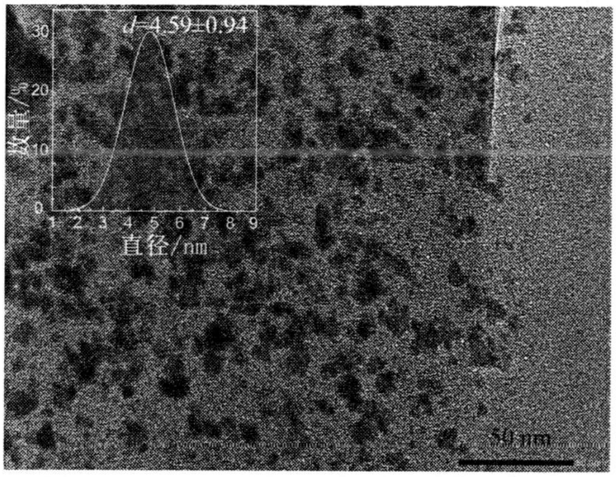

图 5.3　超小 Bi_2S_3纳米粒子的 TEM 图片;插图为 Bi_2S_3纳米粒子的粒径分布

为了进一步证明,我们通过简单地一步水相法成功制备得到了纯相的 Bi_2S_3纳米材料,图 5.4 给出了超小 Bi_2S_3 纳米粒子粉末样品的 XRD 图谱。可以发现,监测样品的 X 射线衍射峰展宽,但样品的 X 射线衍射峰的整体峰位范围与 Bi_2S_3的标准衍射谱(JCPDS:17-0320)完全吻合。根据 Sherrer 公式可以知道,衍射峰宽化是纳米粒子的粒径变小导致的。当 X 射线入射到非常小的晶体上时,样品的衍射条纹会变得弥散而宽化,而晶体的晶粒越小,X 射线衍射谱带的宽化程度就越大[2]。因此,该 X 射线衍射图谱证明我们成功合成了具有正交晶型的超小 Bi_2S_3纳米材料。

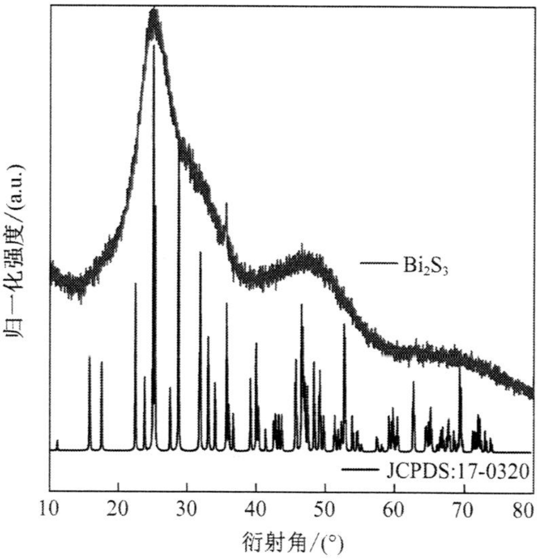

图 5.4　超小 Bi_2S_3纳米粒子的 X 射线衍射图谱

5.3 Bi_2S_3 纳米粒子的性能表征

考虑到上文我们所提到的复合纳米体系的多功能一体化，对于本章中我们新引入的作为光热剂的 Bi_2S_3 纳米材料，势必要满足作为光热剂应用材料的基本性能。图 5.5 展示了超小 Bi_2S_3 纳米粒子水分散体的可见-近红外吸收光谱图，能够发现材料在 400~800 nm 波长范围内具有明显的宽带吸收。同时，考虑到我们后期的 635 nm 单波长激发应用策略，可以观察到在 635 nm NIR 波长处 Bi_2S_3 纳米材料具有较强的吸收，这是分析材料光热转换性能的基础[3]。而图 5.5插图展示了超小 Bi_2S_3 纳米粒子水分散体的图片，溶液呈浅棕色且具有良好的水分散性。

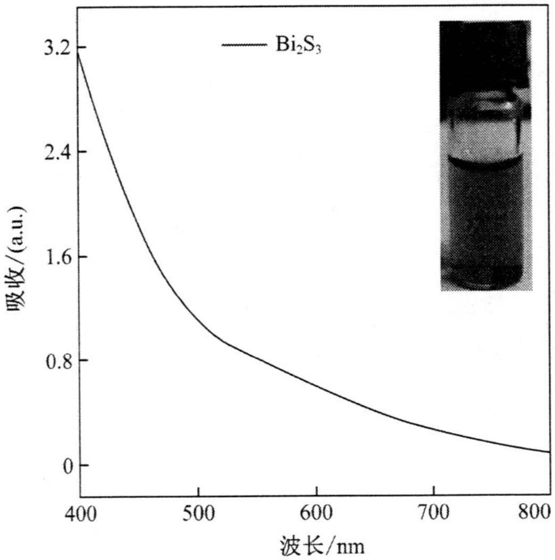

图 5.5　超小 Bi_2S_3 纳米粒子的可见-近红外吸收光谱及其水分散体成像图片

与此同时，作为光热剂材料，样品的升温性能是我们考察的重中之重。图 5.6 直观给出了 635 nm 激光辐照下超小 Bi_2S_3 纳米粒子水分散体及其对照组（超纯水）温度与时间的依赖关系。从图中可以发现，随着激光辐照时间的增长，超小 Bi_2S_3 纳米粒子水分散体出现明显的温度变化，而超纯水对照组温度却几乎没有发生变化。也就是说，我们通过简单地一步水相法合成的超小 Bi_2S_3 纳米粒子具有显著的光热转换性能。

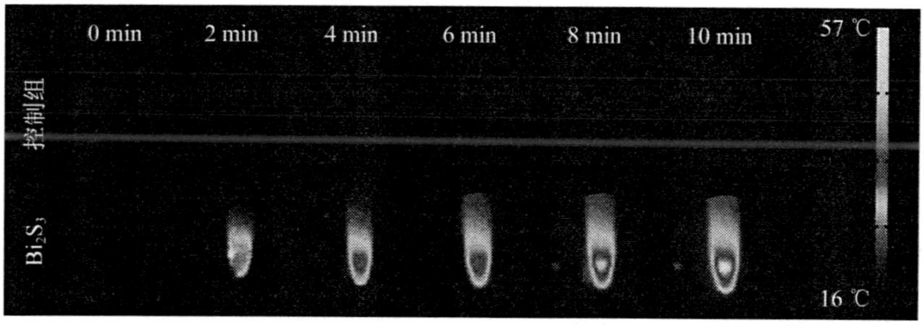

图 5.6　635 nm 激光辐照下超小 Bi_2S_3纳米粒子水分散体及其对照组(超纯水)温度与时间的依赖关系

5.4　Bi_2S_3纳米粒子的消光系数计算

随后,为了进一步分析通过简单一步水相法合成的超小 Bi_2S_3纳米粒子是一种良好的光热剂材料,我们对材料的消光系数进行了进一步的拟合计算。首先,通过 ICP-AES 测试对 Bi_2S_3水分散体进行了浓度确定。接下来,图 5.7(a)展示了不同浓度条件下超小 Bi_2S_3纳米粒子水分散体的可见-近红外吸收光谱。可以发现,随着溶液浓度的降低,样品的吸收能力呈现规律性的衰减。因为我们的最终目的是获得单波长激发下(635 nm NIR 激光)具有一体化的多功能材料,我们以不同浓度样品在 635 nm 处的吸收为纵坐标,以溶液 Bi^{3+}浓度为横坐标作图并进行拟合,如图 5.7(b)所示。最终,通过朗伯比尔定律计算得到了 Bi_2S_3纳米粒子在 635 nm 处的消光系数为 4.7 L/(g · cm),明显高于上文中 GNRs 在 635 nm 处的消光系数 2.3 L/(g · cm)。同时,与已报道的通过白蛋白仿生手段合成的 Bi_2S_3纳米粒子的消光系数 3.6 L/(g · cm)相比也有明显的提升[4]。众所周知,良好的光吸收能力是 PTT 应用的基础,消光系数的增加可以大大降低 PTT 过程中使用的激光功率密度,这也为之后一体化应用过程中控制激光功率密度在标准 MPE 范围内奠定了稳定的基础。

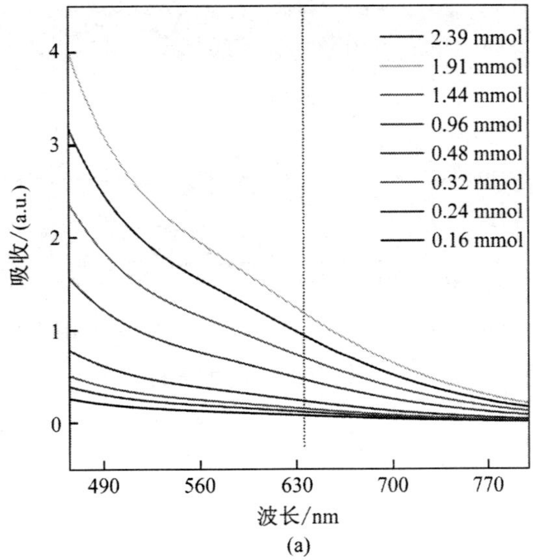

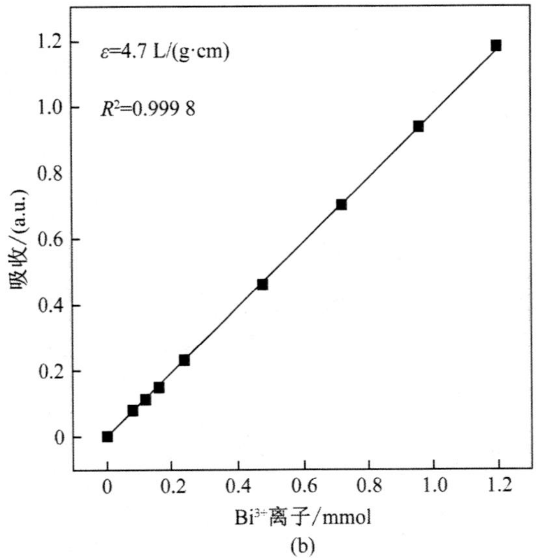

图 5.7 (a) 不同浓度条件下超小 Bi_2S_3 纳米粒子水分散体的可见-近红外吸收光谱；(b) 超小 Bi_2S_3 纳米粒子的消光系数拟合计算

5.5　具有靶向识别的 PLNP-Bi_2S_3 一体化复合纳米体系的合成

在上文中我们已经通过静电吸附的方式成功制备合成了 PLNP-GNRs 复合纳米体系，同时也验证了通过静电吸附合成的复合材料在模拟组织液环境中仍然能够维持良好的复合特性且实现良好的性能优势。因此，在本章中，我们仍然计划通过静电吸附及表面改性的方式来合成具有生物相容性的 PLNP-Bi_2S_3复合纳米体系。同时，我们引进了具有生物相容性的 PSS 作为表面改性剂，以求实现材料表面改性的同时降低材料的表面毒性[5]。

我们已经成功制备合成了 CTAB 双分子层修饰的 ZGGO:Cr^{3+}纳米材料，且材料的形貌性能良好，因此在接下来的计划中我们仍然利用 ZGGO:Cr^{3+}@CTAB 良好的 NIR 余辉发光性能和纳米粒子中表面及内部 Cr^{3+}发光中心对温度敏感性的优势来实现多功能一体化复合体系中 NIR-Ⅰ 实时温度探测和体内无荧光背景生物成像部分。而相比于上文的 GNRs 而言，我们通过更加简便的方法合成了性能更加优异的超小 Bi_2S_3纳米材料，可用于一体化复合体系中的无创化光热肿瘤消蚀部分。接下来，为了有效结合二者的优势，我们制备合成了 635 nm 单波长激发下具有无荧光背景成像、实时温度监测和光热治疗三重功能的具有生物相容性的精准靶向 PLNP-Bi_2S_3复合纳米体系。

为了读者能够清晰了解 PLNP-Bi_2S_3复合材料的详细合成过程，图 5.8 展示了具有生物相容性的 PLNP-Bi_2S_3复合纳米体系制备合成示意图。过程 1，将带正电的 ZGGO:Cr^{3+}@CTAB 超长余辉纳米粒子与 PVP 修饰的带负电的超小 Bi_2S_3纳米粒子通过静电吸附的方式按照一定的比例复合，得到初始情况下的 PLNP-Bi_2S_3复合纳米材料。过程 2，为了改变复合到 PLNPs 表面的 Bi_2S_3纳米粒子的表面电性，将 CTAB 双分子层通过静电吸附的方式吸附到了 Bi_2S_3纳米粒子的表面。过程 3，由于 CTAB 的存在导致了复合纳米粒子具有生物毒性，为了降低材料的表面毒性，具有生物相容性的 PSS 被引入，也是通过静电吸附的方式再次修饰到初始合成的 PLNP-Bi_2S_3复合纳米材料的表面。最终，我们成功制备得到了具有生物相容性的多功能一体化 PLNP-Bi_2S_3复合纳米体系。

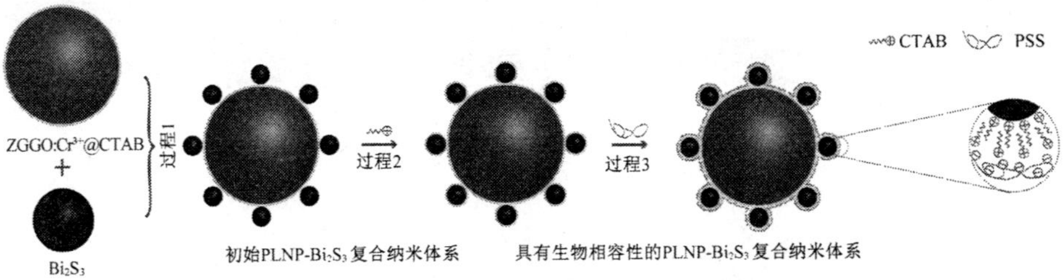

图 5.8　具有生物相容性的 PLNP-Bi_2S_3复合纳米体系的合成示意图

为了证明 PSS 修饰后确实对 PLNP-Bi_2S_3复合纳米材料起到了表面改性的效果,我们进行了 Zeta 电位分析测试,相关样品的测试结果如图 5.9 所示。从图中能够发现,CTAB 双分子层修饰的 ZGGO:Cr^{3+}是带正电的,PVP 辅助合成的 Bi_2S_3纳米粒子的表面带负电,而具有生物相容性的 PLNP-Bi_2S_3复合纳米体系由于 PSS 的修饰改性也是带负电的。较大的表面电性不仅证明了 PSS 分子被成功修饰到了复合体系的表面,同时还证明了PLNP-Bi_2S_3复合纳米体系具有良好的溶液分散性以及胶体稳定性。为了进一步验证 PSS 确实修饰到了初始 PLNP-Bi_2S_3复合纳米材料的表面,图 5.10 展示了 PSS 修饰前后 PLNP-Bi_2S_3复合纳米体系的傅里叶红外变换光谱。从图中可以发现,与 PSS 修饰前相比,修饰之后的 PLNP-Bi_2S_3复合纳米材料的傅里叶红外变换光谱在 1 156 cm^{-1}处出现了明显的 S=O 键的不对称伸缩振动峰,进一步证明了 PSS 被成功修饰到了复合材料的表面,得到了具有生物相容性的 PLNP-Bi_2S_3复合纳米体系[6]。

对于 PLNP-Bi_2S_3复合纳米体系,我们的目的是促使具有生物相容性的复合纳米体系在 635 nm NIR 单波长激发下成功实现精准靶向诱导的无荧光背景成像、光热治疗和实时温度监测三重功能,相关一体化应用示意图如图 5.11 所示。可以发现,具有良好稳定性的 PLNP-Bi_2S_3复合纳米体系在组织环境中稳定循环,但当材料到达肿瘤部位后会快速进入肿瘤细胞内部并通过酸诱导沉积的方式聚集在肿瘤组织内部。随后,在 635 nm NIR 单波长激发条件下,同时实现高效的成像监测以及光热治疗效果。与此同时,为了避免热扩散导致的正常组织损伤,通过 Cr^{3+}相关余辉纳米温度探针进行光热治疗过程中的实时温度监测,以求最大程度上降低正常组织损伤的概率,实现优化的肿瘤光热消蚀效果。

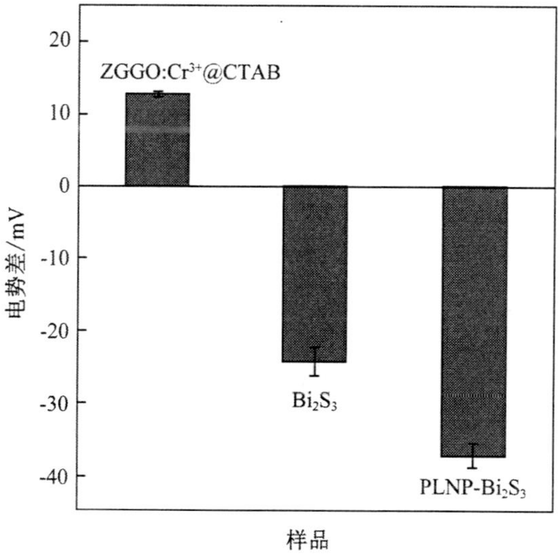

图 5.9　ZGGO^{3+}@CTAB、Bi_2S_3纳米粒子及 PLNP- Bi_2S_3复合纳米体系的 Zeta 电位直方图

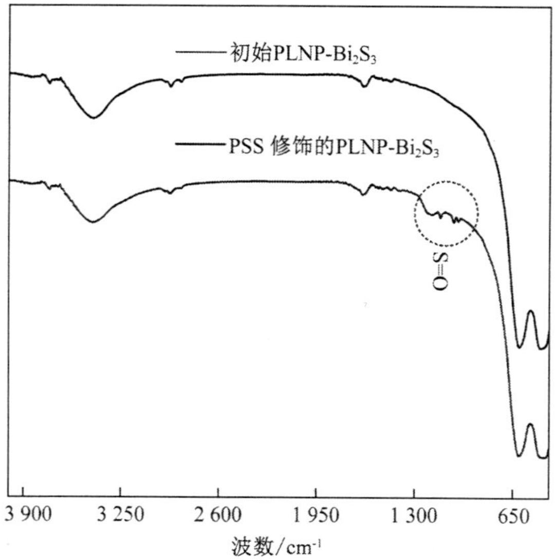

图 5.10　PSS 修饰前后 PLNP-Bi_2S_3复合纳米体系的傅里叶红外变换光谱

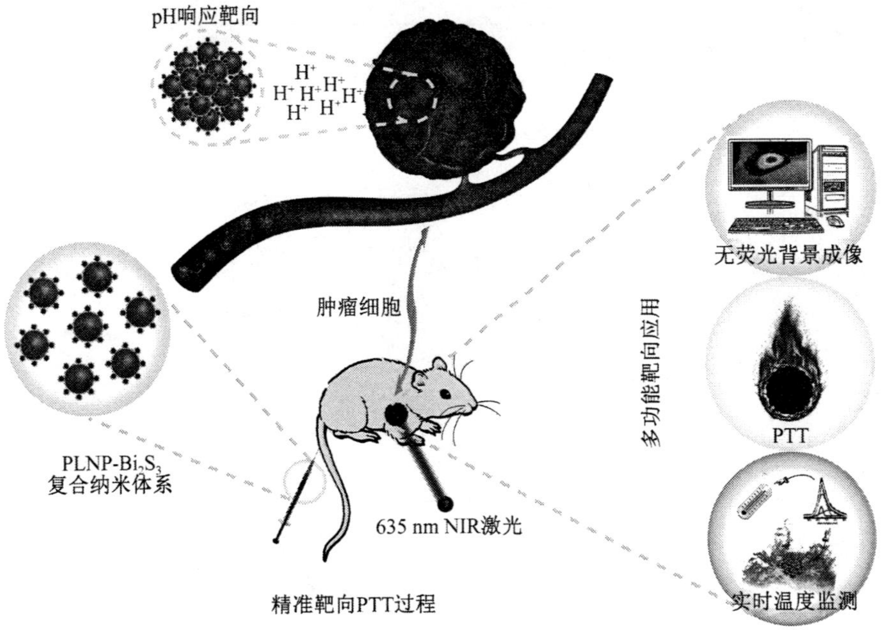

图 5.11 具有精准靶向的 PLNP-Bi_2S_3复合纳米体系的多功能一体化光热治疗过程示意图

5.6 PLNP-Bi_2S_3复合纳米体系的形貌分析及性能表征

为了直观验证我们成功通过表面改性及静电吸附的方式制备合成了具有生物相容性的 PLNP-Bi_2S_3复合纳米体系,图 5.12 给出了复合纳米体系的 TEM 图片。通过图片能够发现,Bi_2S_3纳米粒子被均匀地修饰到了每个 ZGGO:Cr^{3+}@CTAB 的表面,这使得在之后的一体化应用过程中由 Bi_2S_3纳米粒子光热转换导致的温度升高能够快速达到复合体系的热平衡,从而促使 PLNPs 部分的实时温度传感应用更加精确。这是 PLNP-Bi_2S_3相比于 PLNP-GNR 纳米复合体系(GNRs 在体系中均匀分散但并未单分散地复合在每个 ZGGO:Cr^{3+}@CTAB 表面)而言,材料应用性能的进一步优化。同时,通过材料的 EDS 能谱可以发现,Zn、Ga、Ge、O、Gr、S、Bi 元素的特征峰都能够被检测到,证明了我们制备合成了 ZGGO:Cr^{3+}@CTAB 和 Bi_2S_3纳米粒子且成功将二者复合得到 PLNP-Bi_2S_3复合纳米体系。

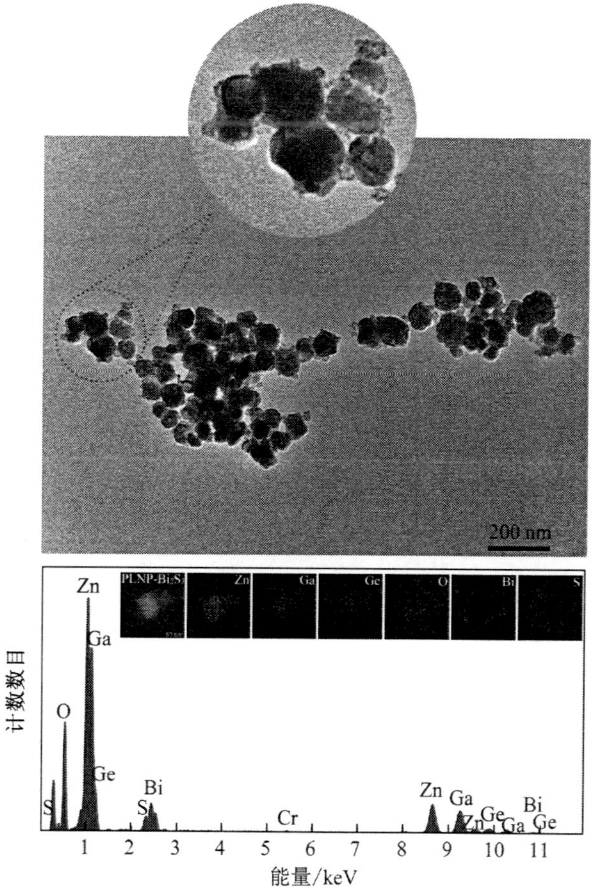

图 5.12　具有生物相容性的 PLNP-Bi_2S_3复合纳米体系的 TEM 图片及 EDS 能谱

随后,我们对样品进行了吸收性能测试,图 5.13 分别展示了 ZGGO:Cr^{3+}@CTAB、Bi_2S_3纳米粒子以及 PLNP-Bi_2S_3复合纳米体系水分散体的可见-近红外吸收光谱图。可以发现,PLNP-Bi_2S_3复合纳米体系在可见-近红外区域内具有良好的光吸收能力,尤其是在 NIR-Ⅰ 635 nm 波长处也具有较强的吸收。而且,与相同浓度条件下的 ZGGO:Cr^{3+}@CTAB、Bi_2S_3纳米粒子水分散体的吸收能力相比,PLNP-Bi_2S_3复合纳米体系的吸收强度接近于二者吸收强度之和。这也从侧面证明了,当我们合成具有生物相容性的 PLNP-Bi_2S_3复合纳米体系后,静电吸附和 PSS 表面修饰等手段并未对 ZGGO:Cr^{3+}@CTAB、Bi_2S_3纳米材料的基本吸收性能造成影响。

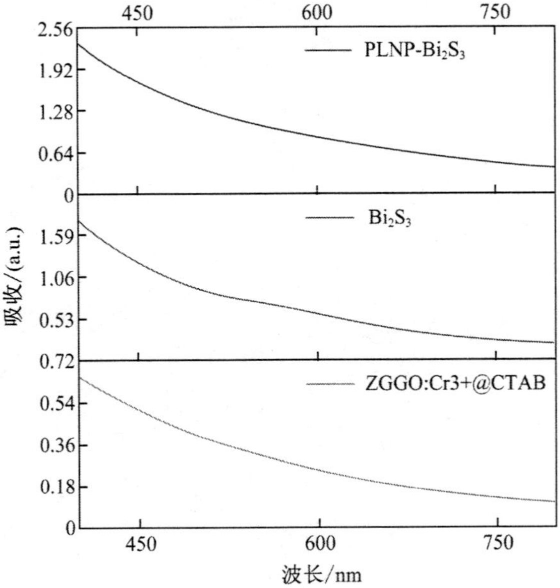

图 5.13 ZGGO:Cr^{3+}@CTAB、Bi_2S_3纳米粒子以及 PLNP-Bi_2S_3复合纳米体系水分散体的可见-近红外吸收光谱图

5.7 PLNP-Bi_2S_3复合纳米体系的光热性能分析

作为复合材料单波长激发下多功能一体化的重要部分,PLNP-Bi_2S_3复合纳米体系的光热转换性能是我们要考察的重点。良好的光热转换性能可以有效降低材料应用过程中的激光使用强度,从而更有效地降低一体化光热治疗过程中造成正常组织损伤的概率。图 5.14 展示了 PLNP-Bi_2S_3复合纳米体系水分散体(溶液 Bi^{3+}浓度为:1.20 mmol)在 635 nm 激光辐照(0.4 W/cm^2)前后的升温-冷却曲线,及其通过冷却曲线得到的时间与 $-\ln\theta$ 相关的变化曲线拟合。在这里,参量 θ 被定义为 ΔT 与 ΔT_{max}的比值,ΔT 为测试温度与环境温度的差值。随后,我们根据图 5.13 PLNP-Bi_2S_3复合纳米体系水分散体的可见-近红外吸收光谱结合图 5.14 的拟合关系曲线对样品的光热转换效率进行计算(光热转换效率的详细计算过程在第四章已详细论述),最终得到 PLNP-Bi_2S_3复合纳米体系在 635 nm 激光辐照下的光热转换效率为 44%[7-8]。可以发现，与上文中的 PLNP-GNR 复合纳米体系的光热转换效率（37%）相比，PLNP-Bi_2S_3复合纳米体系的光热转换性能有了明显的提升。这也促使了在之后的一体化应用过程中，能够在低功率、较小的溶液浓度条件下实现更加良好的无创化光热肿瘤消蚀的效果。

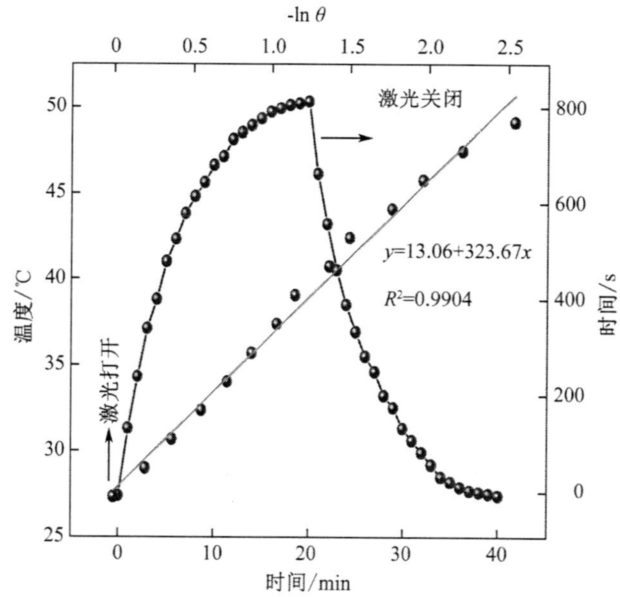

图 5.14　PLNP-Bi_2S_3复合纳米体系水分散体在 635 nm 激光辐照前后的升温-冷却曲线，及其通过冷却曲线得到的时间与 $-\ln\theta$ 相关的变化曲线拟合

随后，为了进一步体现 PLNP- Bi_2S_3 复合纳米体系的性能优势，我们将 PLNP- Bi_2S_3和 PLNP-GNR 复合纳米体系水分散体在 635 nm 激光辐照下升温到相同温度的变化曲线进行了拟合对比，如图 5.15 所示。由图可以清晰地发现，在相同辐照条件下，PLNP-Bi_2S_3复合纳米体系在 5 min 内能够迅速升温，温度成线性增长，在 5 min 后温度逐渐趋于平衡。而对于 PLNP-GNR 复合纳米体系而言，体系升温缓慢，达到相同的升温要求需要近 15 min 的激光辐照。这一点通过对升温曲线的线性拟合可以清晰地对比，PLNP-Bi_2S_3复合纳米体系的线性升温斜率明显高于 PLNP-GNR 复合纳米体系。这也就成功证明了相比于 PLNP-GNR 复合纳米体系而言，我们得到了光热性能更加优异的 PLNP-Bi_2S_3复合纳米体系。而体系的快速升温性能也是材料一体化光热治疗过程中降低正常组织光损伤的重中之重[9]。

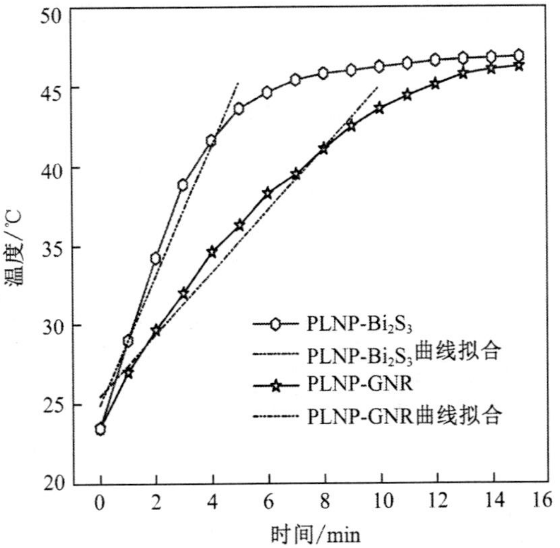

图 5.15 PLNP-Bi_2S_3和 PLNP-GNR 复合纳米体系水分散体在 635 nm 激光辐照下升温到相同温度的变化曲线

随后,我们进一步分别对 PLNP- Bi_2S_3复合纳米体系不同分散体浓度及不同激光辐照功率下的升温性能进行了详细的分析。首先,为了评估 PLNP-Bi_2S_3复合纳米体系水分散体的升温能力,图 5.16 展示了不同浓度的 PLNP-Bi_2S_3复合纳米体系水分散体(Bi^{3+}浓度:0,0.24,0.48,0.72,0.96,1.20 mmol)在相同 NIR 激光功率(635 nm,0.4 W/cm^2)辐照下的温度变化曲线。可以发现,PLNP-Bi_2S_3复合纳米体系的温度变化曲线表现出明显的浓度依赖的光热转换效应,复合纳米体系水分散体的温度随着辐照时间和样品浓度的增加而迅速升高。例如,1.20 mmol Bi^{3+}浓度的 ZGGO-Bi_2S_3复合纳米体系水分散体的温度在 10 min内可迅速升高约 23 ℃,而纯水的温度几乎没有变化。在 10 min 的 635 nm NIR 激光辐照情况下,辐照前后的温差随着溶液浓度的增加从 0 ℃增大到 23 ℃,如图 5.16 插图所示。通过拟合可以发现,不同浓度样品的升温变化呈现良好的线性关系,表明了 PLNP-Bi_2S_3复合纳米体系具有良好的光热转换效应,同 ZGGO:Cr^{3+}@CTAB 的复合并未影响 Bi_2S_3的良好升温性能。

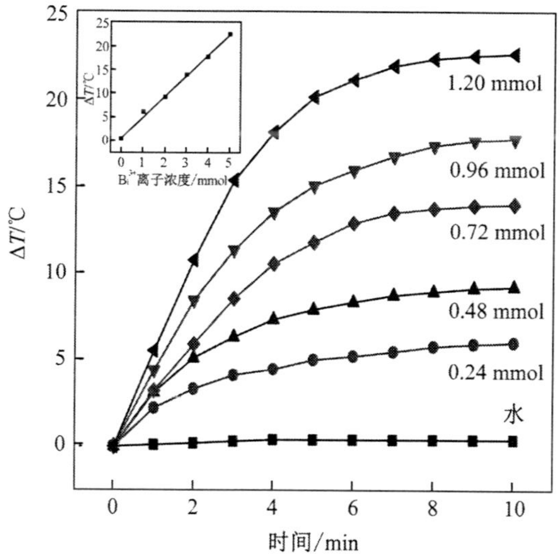

图 5.16　不同浓度的 PLNP-Bi_2S_3复合纳米体系水分散体(Bi^{3+}浓度:0,0.24,0.48,0.72,0.96,1.20 mmol)在相同 NIR 激光功率(635 nm, 0.4 W/cm^2)辐照下的温度变化曲线;插图为样品在不同 Bi^{3+}浓度下的升温线性变化

此外,为了分析 NIR 激光功率密度对 PLNP-Bi_2S_3复合纳米体系水分散体升温变化的影响,相同浓度的 PLNP-Bi_2S_3复合纳米体系水分散体(Bi^{3+}浓度:1.20 mmol)在不同 635 nm 激光功率(0.2,0.4,0.6,0.8,1.0 W/cm^2)辐照下的温度变化曲线如图 5.17 所示。能够发现,当复合纳米体系水分散体的浓度固定在 1.20 mmol(以 Bi^{3+}计)时,随着 635 nm NIR 激光功率密度从 0.2 W/cm^2增加到 1.0 W/cm^2,升温变化(ΔT)从 11 °C 增加到 55 °C,说明了激光功率密度与光热加热能力之间存在显著的正相关关系。与此同时,我们知道在光热治疗的过程中,当温度达到 42 °C 时,就可以实现肿瘤细胞的热损伤效果;而当温度超过 45 °C时,会出现蛋白质的迅速变性,加速肿瘤细胞的热消蚀效果[9]。也就是说,若以正常人体温度 36 °C 为组织的标准温度,只要温度变化大于 6 °C 就能够实现无创化的光热治疗效果。而从图 5.17 中还能够观察到,当激光功率密度为0.2 W/cm^2时,PLNP- Bi_2S_3复合纳米体系水分散体的温度能够升高 11 °C,可以在完美地实现多功能一体化复合纳米体系光热治疗的同时又成功地确保了激光功率密度不超过 635 nm 激光最大允许辐照量(0.2 W/cm^2)。这也是我们此部分工作相比于上一章工作的进一步优化。值得强调的是,为了减小室温过低所导致的热泄漏对后续体外实验分析测量精度的影响,在后续的体外分析实验中 635 nm 激光功率密度均使用 0.4 W/cm^2。

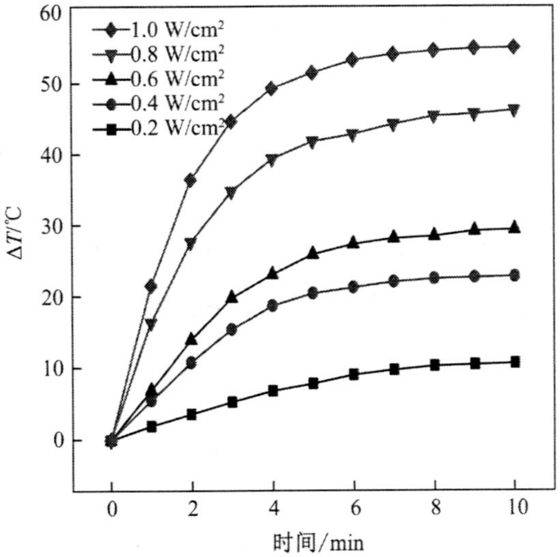

图 5.17 相同浓度的 PLNP-Bi_2S_3复合纳米体系水分散体(Bi^{3+}浓度:1.20 mmol)在不同 635 nm 激光功率(0.2,0.4,0.6,0.8,1.0 W/cm^2)辐照下的温度变化曲线

5.8 不同组织环境中 PLNP-Bi_2S_3 复合纳米体系的稳定性分析

良好的材料稳定性是复合纳米体系在体内循环及治疗过程中完美应用的前提。为了确保在之后的一体化应用过程中实现 PLNP-Bi_2S_3复合纳米体系的性能最优,我们需要提前对材料的稳定性进行进一步地验证分析。

5.8.1 光稳定性

对于 PLNP- Bi_2S_3复合纳米体系的多功能一体化应用,NIR 激光辐照伴随着 PTT 过程的始终,因此,首先我们要确保复合纳米体系具有良好的光照稳定性。在这里,我们采用 635 nm 激光对 PLNP- Bi_2S_3复合纳米体系水分散体分别辐照不同的时间(功率密度:1.0 W/cm^2)后进行可见-近红外吸收光谱测试(为了确保数据准确性,通过三次测试取平均值)。随后取吸收光谱 635 nm 处的强度值进行归一化处理,最终得到了 PLNP- Bi_2S_3复合纳米体系的光稳定性柱状分析图谱,如图 5.18 所示。可以发现,PLNP- Bi_2S_3复合纳米体系在 635 nm 处的吸光度值在辐照前后几乎没有影响,侧面表明我们通过静电吸附合成的复合纳米体系在较强的激光辐照条件下仍然能够维持相对稳定的结构,不会发生明显的形貌及性质改变,具有良好的光照稳定性。

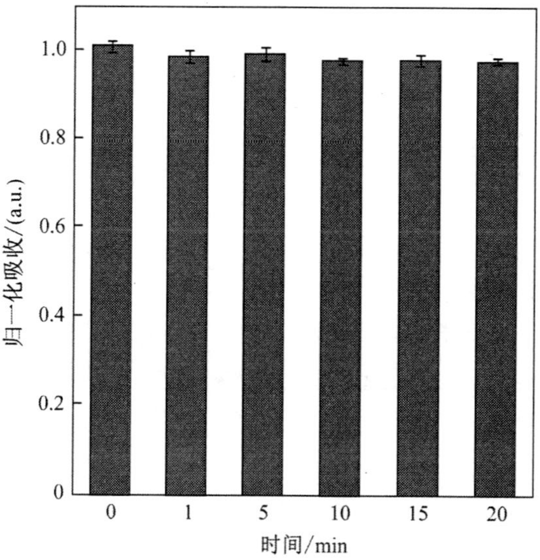

图 5.18　PLNP-Bi_2S_3复合纳米体系的光稳定性

随后,我们又对 PLNP- Bi_2S_3复合纳米体系水分散体进行了光热响应分析。图 5.19 展示了 PLNP- Bi_2S_3复合纳米体系水分散体(Bi^{3+}浓度:1.20 mmol)五个循环的光热响应(温度随时间变化)曲线。对于每个循环,溶液通过 NIR 激光辐照(635 nm,0.4 W/cm^2)5 min 的升温过程,然后再经过 5 min 激光关闭后的冷却过程。从图中能够发现,在材料的每个循环过程中其光热曲线形状相似且整体呈现升温的趋势,说明了 PLNP- Bi_2S_3复合纳米体系在重复性的激光辐照过程中,没有出现明显的粒子团聚或变性,也并未影响材料的光热转化性能[10-11]。这也进一步证明了复合纳米体系具有良好的光照稳定性,能够进一步应用于多功能一体化的性能分析。

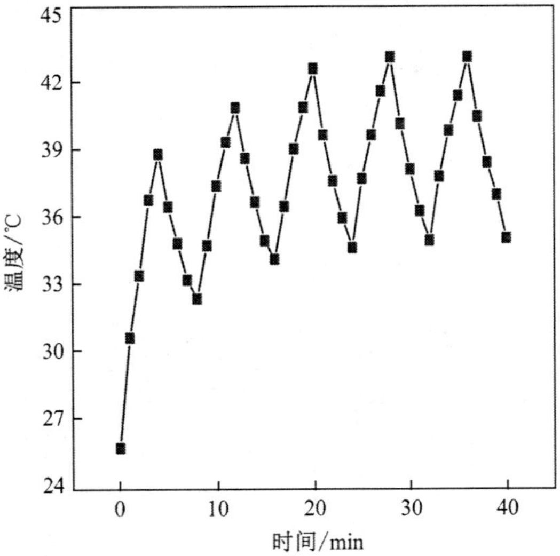

图 5.19 PLNP-Bi_2S_3复合纳米体系水分散体(Bi^{3+}浓度:1.20 mmol)五个循环的光热响应(温度随时间变化)曲线

5.8.2 物理化学稳定性

考虑到我们制备 PLNP-Bi_2S_3复合纳米体系的最终目的是能够将其应用于生物体内的多功能一体化的余辉成像、光热治疗以及光热治疗过程中的实时温度监测,因此在体内应用之前我们要优先确保复合纳米体系在生物体内漫长的血液循环过程及肿瘤无创化消蚀过程中具有良好的物理化学稳定性。

首先,为了了解不同的组织环境如何影响 PLNP-Bi_2S_3复合纳米体系在局部组织的积累情况,图 5.20(a)展示了将具有生物相容性的 PLNP-Bi_2S_3复合纳米体系分散在模拟等离子体环境(HSA,pH=7.4)、肿瘤细胞环境(pH=6.5)和溶酶体环境(pH=5.0)溶液及超纯水中后,在不同静置时间下获得的照片。可以明显地观察到,当 PLNP-Bi_2S_3复合纳米体系被分散在模拟等离子体环境溶液及超纯水中后,均能够维持稳定的分散性,静置 24 h 后仍然没有出现明显的沉降。这也就证明了我们的复合纳米体系在体内漫长的血液循环过程中仍然能够确保良好的稳定性,有利于材料更多地到达病灶位置。而在模拟肿瘤细胞环境及溶酶体环境溶液中,PLNP-Bi_2S_3复合纳米体系出现明显地沉降。为了进一步分析材料在不同分散剂中的沉降情况,我们将不同分散剂不同静置时间的样品进行了可见-近红外吸收光谱测试,并取 635 nm 处的吸收强度值进行了归一化处理,最终得到了 24 h 内 PLNP-Bi_2S_3复合纳米体系在不同分散剂中的物理化学稳定性分析图,如图 5.20(b)所示。可以发现,当静置时间达到 1 h 时,分散于酸性环境(肿瘤细胞环境及溶酶体环境)下的 PLNP-Bi_2S_3复合纳米体系的沉降率达到了近 90 %,具有快速沉降的效果。

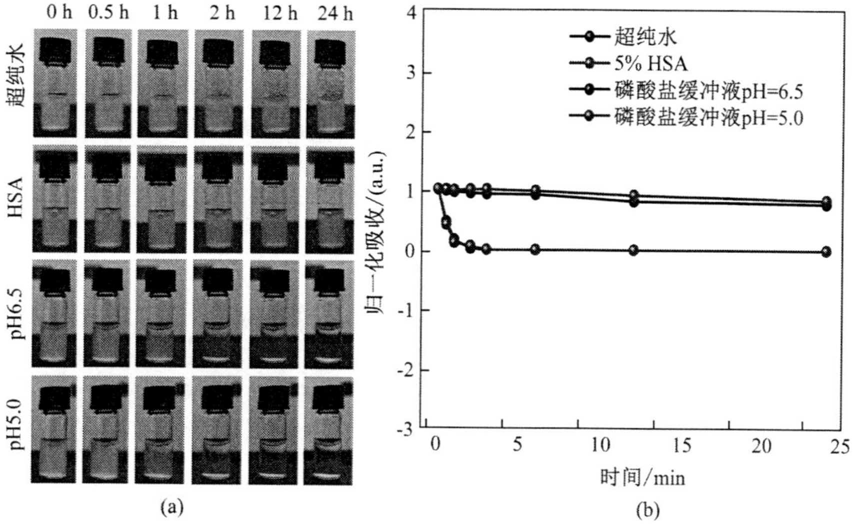

图 5.20　(a)具有生物相容性的 PLNP-Bi_2S_3复合纳米体系分散在模拟等离子体环境(HSA,pH=7.4)、肿瘤细胞环境(pH=6.5)和溶酶体环境(pH=5.0)溶液及超纯水中后,在不同静置时间下获得的照片;(b) 24 h 内 PLNP-Bi_2S_3复合纳米体系在不同分散剂中的物理化学稳定性

众所周知,表面电荷、范德华引力、重力和浮力作用等因素都会影响纳米颗粒分散体的分散性和稳定性[12]。但是,根据上文的透射电镜可以发现,PSS 修饰的 PLNP-Bi_2S_3复合纳米体系分散在不同水溶液中的尺寸分布几乎相同,可以排除范德华引力、重力和浮力作用等对体系分散性和稳定性的影响。因此,可以认为 PLNP-Bi_2S_3复合纳米体系的聚集现象主要与分散在不同水溶液中的 PSS 修饰的 PLNP-Bi_2S_3复合纳米平台的表面电荷变化有关。这主要是因为在酸性环境下存在大量的 H^+,而 PLNP-Bi_2S_3复合纳米体系表面由于 PSS 的修饰而具有带负电的基团存在,异性电荷相吸从而导致纳米粒子的聚集,即表面带负电荷的复合体系在酸性环境中质子化引起的絮凝现象[12-14]。图 5.21 为不同 pH 值的 PLNP-Bi_2S_3复合纳米平台水溶液的絮凝和反絮凝过程示意图。从图中可以了解到,在 pH≤6.5 时,PSS 修饰的 PLNP-Bi_2S_3复合纳米体系表面的负电荷—SO3⁻基团发生质子化反应，形成带中性电荷的—SO_3H 基团。紧接着，复合纳米表面的负电荷基团急剧减少，导致其出现聚集和沉淀现象（絮凝现象）。然而，当聚合的 PLNP-Bi_2S_3复合纳米体系重新循环返回血液环境（碱性环境）中时，OH^-基团的存在将伴随着—SO_3H 基团的去质子化和—SO3⁻基团的生成，使得 PLNP-Bi_2S_3复合纳米体系被重新分散在血液环境中（反絮凝现象）。因此，可以认为 PLNP-Bi_2S_3复合纳米体系进入体内后在血液和正常组织中可以稳定循环，而一旦到达肿瘤位置后，PLNP-Bi_2S_3复合纳米体系就可以渗透到肿瘤细胞中，并在肿瘤的酸性 pH 值范围内快速聚集，显著出现材料肿瘤部位滞留的情况，从而实现 PLNP-Bi_2S_3复合纳米体系多功能一体化的应用效果。更值得注意的是，当 PLNP-Bi_2S_3复合纳米体系在肿瘤部位快速累积之后，材料的浓度会明显提升，而大浓度的聚集会使得材料在更小的激光辐照功率下达到更好的余辉成像、光热治疗及温度探测的效果，这也是我们此次研究工作的亮点之处。

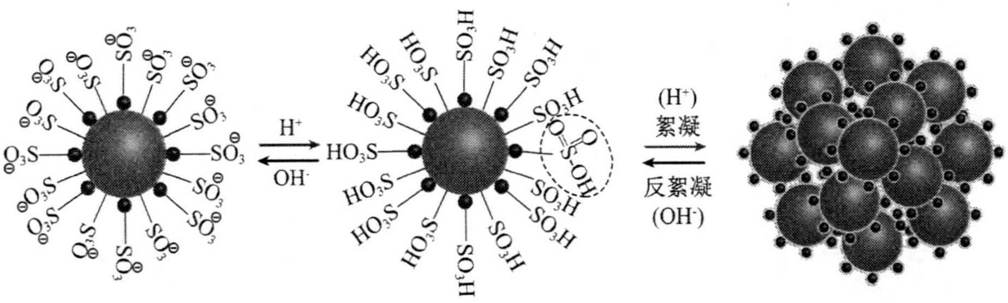

图 5.21　不同 pH 值的 PLNP-Bi_2S_3复合纳米平台水溶液的絮凝和反絮凝过程示意图

为了证明 PLNP-Bi_2S_3复合纳米体系在拥有大量 H^+的酸性环境下形成了复合纳米体系的团簇，我们对不同分散剂情况下的复合纳米体系通过动态光散射法进行了水合粒径分析。图 5.22 分别展示了具有生物相容性的 PLNP-Bi_2S_3复合纳米体系分别分散在等离子体环境（HSA，pH = 7.4）、肿瘤细胞环境（pH = 6.5）和溶酶体环境（pH = 5.0）溶液及超纯水中后在不同（稳定时间、处理条件）条件下的水合粒径柱状图。从图中能够发现，随着分散剂从中性变为酸性，PLNP- Bi_2S_3复合纳米体系的水合粒径呈现明显的变大趋势，且随着酸性的增加而明显增加（图 5.22（a）~（c））。这也证明了酸性环境中大量 H^+的存在确实促进了材料的聚集沉降出现。良好的 pH 值诱导聚沉效果会大大提升材料的 PTT 效果，是材料一体化应用中 pH 值响应精准靶向的关键。而当我们将静置在不同分散剂中的 PLNP- Bi_2S_3复合纳米体系稳定 24 h 后重新离心分散在超纯水中后，材料的水合粒径相比于一直分散在水中的尺寸几乎没有发生任何变化(约为 100 nm),也就是说 H^+的存在与否所促使的材料团聚与分散不会导致 PLNP-Bi_2S_3复合纳米体系的原始形貌尺寸发生任何改变(图 5.22(d))。此外,从生物学应用的角度来看,50~200 nm 的颗粒大小不会导致组织炎症,这也表明 LNP-Bi_2S_3复合纳米体系能够应用于体内一体化应用[15]。以上实验表征也进一步证明了 PLNP- Bi_2S_3复合纳米体系酸诱导的聚集源于发生的质子化过程。

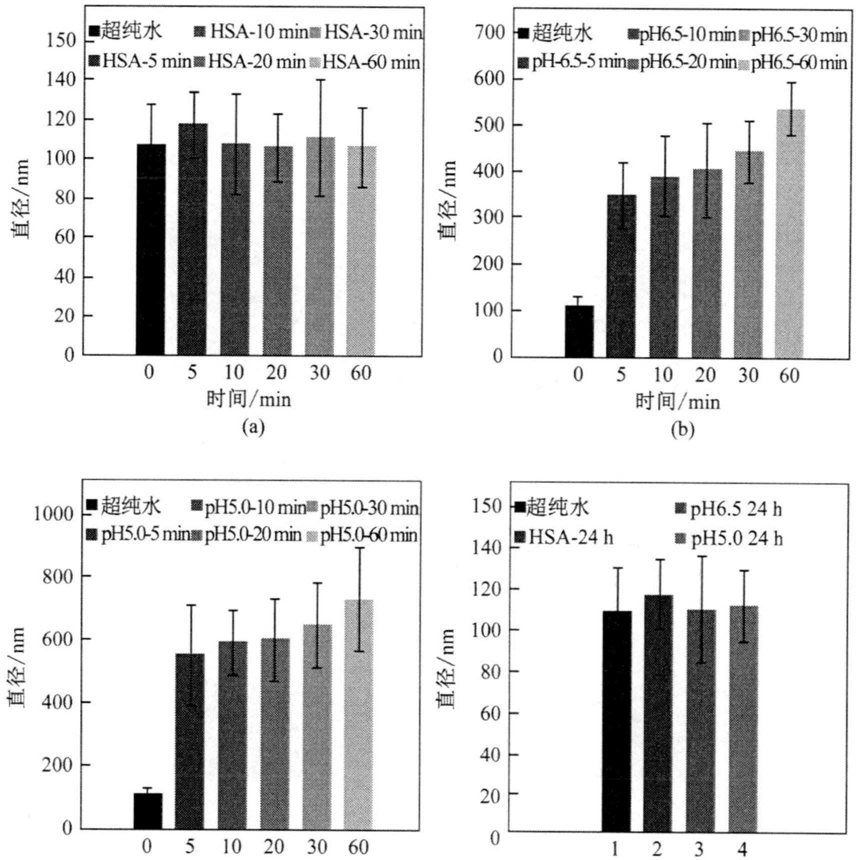

图 5.22　具有生物相容性的 PLNP-Bi_2S_3复合纳米体系分别分散在等离子体环境(HSA,pH=7.4)、肿瘤细胞环境(pH=6.5)和溶酶体环境(pH=5.0)溶液及超纯水中后的水合粒径及分散在不同分散剂中 24 h 后再次重新分散在超纯水中的水合粒径

为了证明材料在不同分散剂分散情况下,不仅没有破坏 PLNP-Bi_2S_3复合纳米体系的形貌尺寸,对材料的基础性能也未造成影响,我们对材料的多功能一体化性能分别进行了表征。图 5.23 展示了当具有生物相容性的 PLNP-Bi_2S_3 复合纳米体系分别分散在模拟等离子体环境(HSA, pH = 7.4)、肿瘤细胞环境(pH=6.5)和溶酶体环境(pH = 5.0)溶液及超纯水中后在 635 nm 激光照射 5 min(辐照功率:0.4 W/cm^2)停止后的不同静置时间(1,3 min)所得到的 NIR 余辉成像图片。通过图片可以发现,在不同分散剂环境下 PLNP-Bi_2S_3复合纳米体系均能够展现出良好的余辉成像性能。这表明了当材料进入活体组织之后,材料的余辉发光性能并不会因组织环境的改变而受到明显的影响。

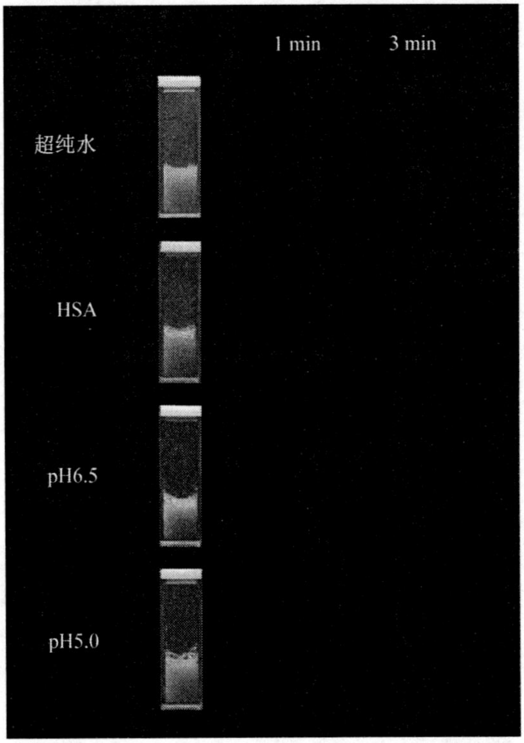

图 5.23 具有生物相容性的 PLNP-Bi_2S_3复合纳米体系分别分散在等离子体环境(HSA, pH=7.4)、肿瘤细胞环境(pH=6.5)和溶酶体环境(pH=5.0)的溶液及超纯水中后在 635 nm 激光照射 5 min(辐照功率:0.4 W/cm^2)停止后的不同时间(1,3 min)得到的 NIR 余辉图像

与此同时,图 5.24 展示了当具有生物相容性的 PLNP-Bi_2S_3复合纳米体系分别分散在模拟等离子体环境(HSA, pH = 7.4)、肿瘤细胞环境(pH = 6.5)和溶酶体环境(pH=5.0)溶液及超纯水中时,在 635 nm 激光辐照 5 min(辐照功率:0.4 W/cm^2)后分散体溶液的升温变化。可以清晰地发现,在不同分散剂条件下材料仍然能够保持良好的升温性能,并未因分散剂环境变化而影响复合纳米体系的基础升温性能。也就是说，当 PLNP-Bi_2S_3复合纳米体系进入活体组织内部用于肿瘤消蚀时，能够完美地展现材料的多功能一体化余辉成像及光热治疗性能。

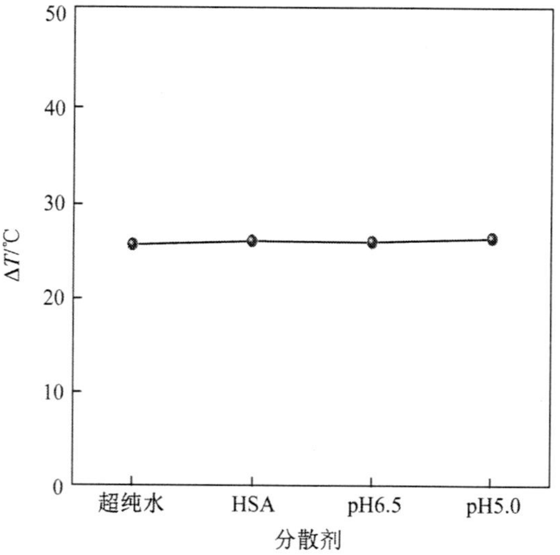

图 5.24　具有生物相容性的 PLNP-Bi_2S_3复合纳米体系分别分散在等离子体环境(HSA, pH=7.4)、肿瘤细胞环境(pH=6.5)和溶酶体环境(pH=5.0)溶液及超纯水中后在 635 nm 激光辐照 5 min(辐照功率:0.4 W/cm²)停止后的升温变化

为了分析细胞对 PLNP-Bi_2S_3复合纳米体系的摄取行为，在不同条件(明场、405 nm 激发、633 nm 激发和叠加模式)下，监测了经 PLNP-Bi_2S_3水分散体(600 μg/mL，共培养时间:2 h)处理的 Hela 细胞在经过 DAPI 染色后的细胞荧光成像，如图 5.25 所示。能够发现，对于通过 PLNP-Bi_2S_3复合纳米体系共孵育的 Hela 细胞，可以通过 DAPI 染色细胞核的方式明确细胞的位置，并随后在细胞质内观察到清晰的近红外荧光信号，这也就说明具有生物相容性的 PLNP-Bi_2S_3复合纳米体系具有良好的细胞摄取率，也进一步说明了 PSS 修饰的PLNP-Bi_2S_3复合纳米平台在肿瘤细胞中具有良好的酸诱导聚集效应。

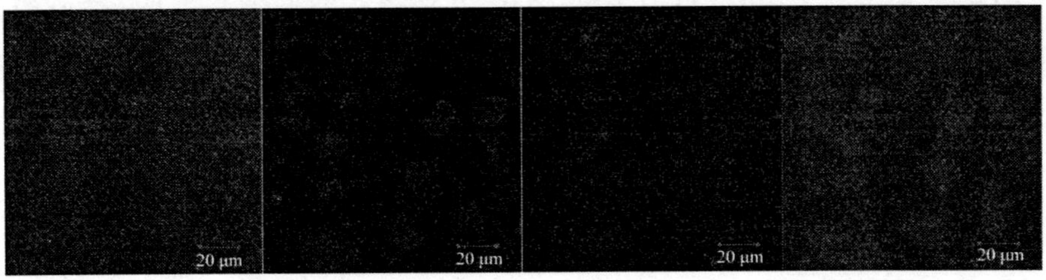

图 5.25　水分散体(600 μg/mL)处理的 Hela 细胞经 DAPI 染色后在不同条件下(明场、405 nm 激发、633 nm 激发和叠加模式)检测的荧光成像图片,标尺为 20 μm

5.9　PLNP-Bi_2S_3复合纳米体系余辉相关比率式纳米温度计的构建及验证分析

对于 NIR 单波长激发下的 PLNP-Bi_2S_3复合纳米体系,其多功能一体化应用除了上文提到的余辉成像及光热治疗,还有作为复合材料的另一项良好应用性能,即利用长余辉纳米粒子余辉双重发射的温度敏感性建立余辉相关比率式纳米温度计进行一体化光热治疗过程中的实时温度监测,以确保癌细胞周围正常组织不会因为光热温度过高而导致大面积的光损伤。因此,为了验证 PLNP-Bi_2S_3复合纳米体系在光热治疗过程中的温度传感能力,将复合纳米体系水分散体在停止 635 nm NIR 激光辐照(辐照时间:10 min;辐照功率:0.4 W/cm^2)后,分别采集溶液在不同衰减时间(45,80,120,160,200 s)下的红外热成像图片和近红外余辉发射光谱,如图 5.26 和图 5.27 所示。可以发现,NIR 激光辐照停止后,当衰减时间从 45 s 降到 200 s 时,PLNP- Bi_2S_3复合纳米体系水分散体的溶液温度从 44.7 ℃降到了 24.5 ℃。图 5.27 插图为溶液温度为 32.5 ℃时将所得到的余辉双重发射曲线使用三个高斯函数进行拟合后的拟合结果,得到了归属于超长余辉纳米粒子表面及内部相关的余辉发射峰。结合上文中我们详述的比率式纳米温度计的构建过程[16],最终在 24.5~44.7 ℃温度范围内我们拟合得到了 $\ln R_{s(i)}$与 $1/T$ 之间的线性关系曲线,如图 5.28 所示。在这里,两个余辉纳米温度计分别源于 PLNP-GNR 复合纳米体系中 Cr^{3+}离子发光中心表面和内部的 NIR 余辉发射,得到的相关拟合公式分别为

$$\ln R_s = 3.90 - 795/T \tag{5.1}$$

$$\ln R_i = 4.69 - 889/T \tag{5.2}$$

此时,我们就已经成功建立了 PLNP- Bi_2S_3复合纳米体系余辉相关的纳米温度计。该温度计在一体化光热治疗过程中能够进行实时光谱采集拟合计算,从而确定治疗监测点的温度,使治疗温度在一个安全的应用范围内进行弹性调节,最终确保一体化无创肿瘤消蚀效果达到最优。

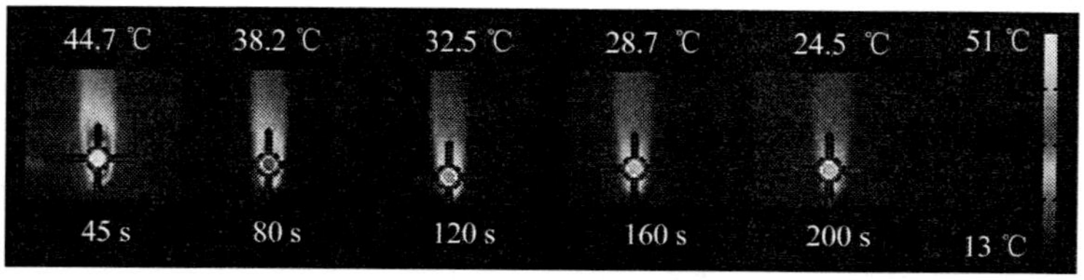

图 5.26　PLNP-Bi_2S_3复合纳米体系水分散体在停止 635 nm NIR 激光辐照（辐照时间:10 min;辐照功率:0.4 W/cm²）后,在不同衰减时间（45,80,120,160,200 s）下的红外热成像图片

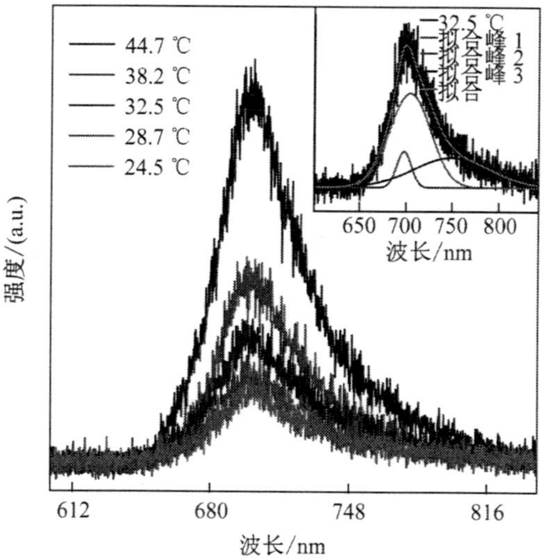

图5.27彩图

图 5.27　PLNP-Bi_2S_3复合纳米体系水分散体在停止 635 nm NIR 激光辐照（辐照时间:10 min;辐照功率:0.4 W/cm²）后,在不同衰减时间（45,80,120,160,200 s）下的 NIR 余辉发射光谱;插图展示的是溶液温度为 47.8 ℃时采集的样品余辉发射光谱的拟合结果

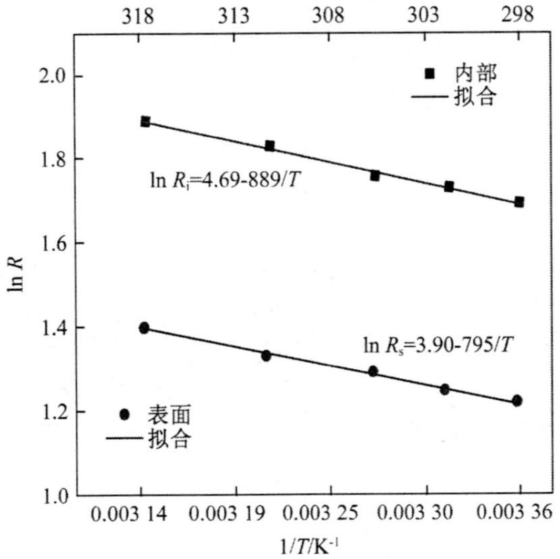

图 5.28　PLNP−Bi_2S_3复合纳米体系相关的 ln $R_{s(i)}$ 与 1/T 之间的线性关系曲线及其拟合结果

随后,为了确保所建立的 PLNP− Bi_2S_3复合纳米体系余辉相关纳米温度计的测温准确性,我们对其进行了验证分析。图 5.29(a)和 5.29(b)分别展示了 635 nm NIR激光辐照后在不同衰减时间采集的余辉发射光谱及其拟合结果,并通过所建立的表面等式(5.1)及内部等式(5.2)相关的纳米温标对分散体溶液的温度进行了验证计算。为了验证计算温度与实际温度的温度差,图 5.29 中插图给出了通过热成像仪采集到的激光关闭后相对衰减时间下样品的热成像图片。仍然可以发现,相比于使用表面 Cr^{3+}离子相关余辉发射计算得到的温度值(33.9 ℃和 42.3 ℃),使用内部 Cr^{3+} 离子相关余辉发射计算得到的温度值(34.8 ℃和 41.9 ℃)与使用热成像仪测得的温度值(35.1 ℃和 43.3 ℃)更为接近(计算值与实际值的温差小于 0.5 ℃)。而在上文的描述中,我们知道,对于 PLNP−GNR 复合纳米体系内部 Cr^{3+}离子相关余辉纳米温度计的计算值与实际值的温差是在 1 ℃之内。也就是说,与 PLNP−GNR 复合纳米体系相比,PLNP−Bi_2S_3复合纳米体系相关余辉纳米温度计的测温准确性有了进一步的提升。这主要是源于上文中我们提到的相比于 PLNP 与 GNR 的非一对一均匀复合,Bi_2S_3纳米粒子被均匀地复合在了每个 ZGGO:Cr^{3+}@ CTAB 纳米粒子的表面,这使得 PLNP−Bi_2S_3复合纳米体系在光热治疗过程中能够更加快速地达到热平衡,从而实现更加精确的一体化实时温度监测效果。因此,在之后的余辉温度监测过程中,我们仍然使用内部 Cr^{3+}离子相关余辉纳米温度计进行光热治疗过程中的实时温度监测。以上的验证分析也成功证明了我们针对 PLNP-Bi_2S_3复合纳米体系所建立的余辉相关纳米温度计用于材料一体化光热治疗过程中实时温度监测的策略是可行的,可以通过实时余辉光谱扫描计算的方式进行治疗过程中的温度监测,以此来控制激光辐照时间的长短从而成功降低癌细胞周围正常组织的受损几率。

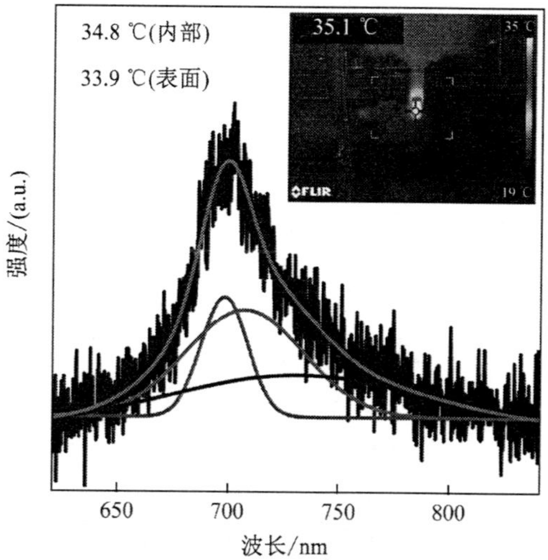

(a)

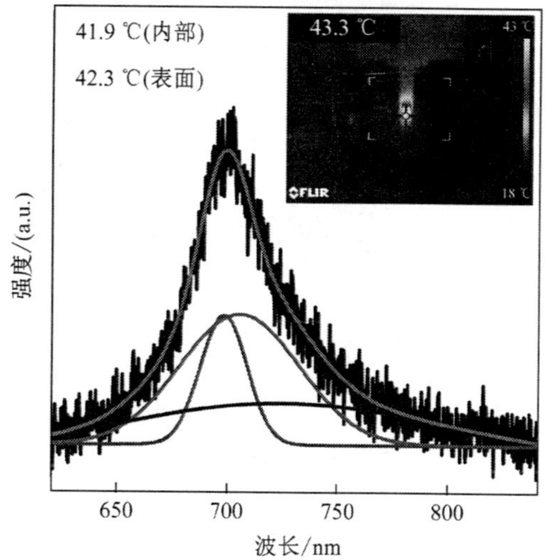

(b)

图 5.29　基于具有生物相容性的 PLNP-Bi_2S_3复合纳米体系在不同温度下的 NIR 余辉发射相关的比率式余辉纳米温度计的验证;插图分别为样品的热成像图片(温度分别为 35.1 ℃和 43.3 ℃)

为了证明 PLNP-Bi_2S_3复合纳米体系在光热治疗过程中对局部组织无荧光背景生物成像和温度传感的三种作用,将分散在 pH=6.5 溶液中的 PSS 改性的 PLNP-Bi_2S_3复合纳米体系分散体注入鸡肉组织表面之下 5 mm 处(深组织)。在这种情况下,通过 635 nm 激光辐照不同时间(6,9,12 min)后的 NIR 余辉发射光谱如图 5.30(a)所示,使用源于内部 Cr^{3+}离子余辉发射相关纳米温度计计算不同辐照时间的温度值。可以发现,随着辐照时间的增加猪肉组织的温度从 39.5 ℃增加到 46.2 ℃。图 5.30(b)展示了在深组织条件下,635 nm 激光辐照不同时间后,组织内 PLNP-Bi_2S_3复合纳米体系的 FIR 热成像图片,发现随着辐照时间的增加,组织温度从 20 ℃增加到 23.6 ℃,记录值远小于比例余辉纳米温度计计算的温度值。这种偏差主要是由于存在的鸡肉组织对温度测量的影响。同时,在深组织条件下,635 nm 激光辐照不同时间后,组织内 PLNP-Bi_2S_3复合纳米体系的 NIR 余辉生物成像如图 5.30(c)所示,图中能够观察到清晰的余辉成像信号。实验结果表明,PSS 修饰的具有光热转化和酸诱导聚集性能的 PLNP-Bi_2S_3复合纳米体系可以应用于生物诊疗领域。

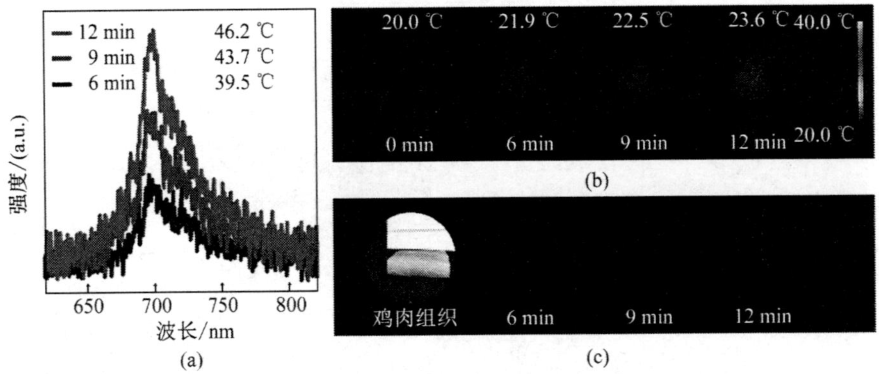

图 5.30 (a) 将 PLNP-Bi_2S_3复合纳米体系水分散体注入鸡肉组织表面之下 5 mm 处(深组织)并通过 635 nm 激光辐照不同时间(6,9,12 min)后的 NIR 余辉发射光谱以及通过上文建立的 Cr^{3+}离子相关余辉纳米温度计计算的相应温度值;(b) FIR 热成像图片;(c) 在深组织条件下,635 nm 激光辐照不同时间后,组织内 PLNP-Bi_2S_3复合纳米体系的 NIR 余辉生物成像

5.10　本 章 小 结

在本章中，为了成功解决上一章中有关 PLNP-GNR 复合纳米体系所存在的光热转换效率偏低导致活体应用激光功率密度超过 635 nm 激光活体应用标准 MPE、余辉相关纳米温度探针温度监测准确性略微偏低以及无法精准靶向等问题，我们进行了进一步的深入研究，尝试引入具有小尺寸高光热转换效率的光热剂材料，将其均匀修饰在 PLNPs 的表面。在这里，我们通过简单地一步水相法成功合成了超小尺寸的 Bi_2S_3球形纳米粒子。该材料相比于上文中合成的 GNRs 而言，在 635 nm 处具有更高的吸收强度和更大的消光系数，同时，其超小尺寸的粒径分布使得 Bi_2S_3纳米粒子更加均匀的复合在每个 ZGGO：Cr^{3+}@ CTAB 纳米粒子的表面。与此同时，我们还引入了具有良好生物相容性的 PSS 表面改性材料，当 ZGGO：Cr^{3+}@ CTAB 和 Bi_2S_3纳米粒子通过静电吸附的方式复合得到初始的 PLNP-Bi_2S_3复合纳米体系后，再将 PSS 修饰在初始复合材料的表面，最终得到具有生物相容性的 PLNP-Bi_2S_3复合纳米体系。

通过对材料的性能进行表征分析我们能够发现，PLNP-Bi_2S_3复合纳米体系（44%）相比于 PLNP-GNR 复合纳米体系（37%）具有更高的光热转换效率，其余辉成像性能也没有明显程度的减弱。此外，在较低的溶液浓度前提下，我们可以使用满足 MPE（0.2 W/cm^2）条件的激光进行一体化余辉、光热性能的应用。与此同时，通过 PLNP-Bi_2S_3复合纳米体系所建立的余辉相关纳米温度计也具有更加准确的温度探测性能。这就确保了我们的 PLNP-Bi_2S_3复合纳米体系在之后活体进一步应用过程中，能够完美地实现 NIR 单波长激发条件下的精准一体化余辉成像、光热治疗及实时温度探测性能。更重要的是，通过将PLNP-Bi_2S_3复合纳米体系分散在不同模拟环境的分散剂中进行表征分析，我们发现当材料通过血液进入组织内部后，可以实现良好的稳定循环过程，而当其到达肿瘤组织附近后会通过细胞摄取作用进入肿瘤细胞内部，并在肿瘤酸性环境诱导条件下出现聚集。而大量的 PLNP-Bi_2S_3复合纳米体系的聚集就意味着我们能够在较低功率的激光辐照条件下实现其深组织多功能一体化应用性能，这提高了一体化的光热治疗效果。而对于未沉积在肿瘤内部的复合纳米体系，因其较小的材料粒径可以在经过漫长的循环过程后以组织代谢的方式排出组织体外。

参考文献

[1] 樊晓慧. 新型多模式生物探针的合成及应用[D]. 南京：南京邮电大学, 2016.

[2] 杨磊. 表征手段之 XRD 技术浅析[J]. 金属热处理, 2018, 43(3)：109.

[3] YANG H Y, ZHANG Y M, SONG J, et al. Boosting phototherapeutic efficiency with single NIR laser-activated ultrasmall bismuth sulfide quantum dots[J]. Chemical engineering journal, 2019, 375：121941.

[4] 吕小燕. 白蛋白复合纳米粒用于多模态成像指导的肿瘤光热治疗的研究[D]. 苏州：苏州大学, 2017.

[5] BERGGREN M, RICHTER-DAHLFORS A. Organic bioelectronics[J]. Advanced materials, 2007, 19(20)：3201-3213.

[6] 刘芳, 肖秀峰, 刘榕芳. 以聚苯乙烯磺酸钠为模板合成球状羟基磷灰石[J]. 化工时刊, 2008, 22(8)：18-21.

[7] HUANG D P, LIN D J, LI D W, et al. Biodegradable gold nanovesicles with an ultrastrong plasmonic coupling effect for photoacoustic imaging and photothermal therapy[J]. Angewandte chemie international edition, 2013, 52(52)：13958-13964.

[8] JIANG Y Y, UPPUTURI P K, XIE C, et al. Metabolizable semiconducting polymer nanoparticles for second near-infrared photoacoustic imaging[J]. Advanced materials, 2019, 31(11)：1808166.

[9] 杨春雨. 低价态铋基纳米探针用于近红外光介导的肿瘤诊疗研究[D]. 哈尔滨：哈尔滨工业大学, 2020.

[10] WANG S H, SHANG L, LI L L, et al. Metal-organic-framework-derived mesoporous carbon nanospheres containing porphyrin-like metal centers for conformal phototherapy[J]. Advanced materials, 2016, 28(38)：8379-8387.

[11] CHEN H B, ZHANG J, CHANG K W, et al. Highly absorbing multispectral near-infrared polymer nanoparticles from one conjugated backbone for

photoacoustic imaging and photothermal therapy [J]. Biomaterials, 2017, 144: 42-52.

[12] LIU Z C. Reason for aggregation of nanoparticles in nano-materials and solutions[J]. Value engineering, 2017, 13:157-158.

[13] ZHANG R L, WANG L L, WANG X F, et al. Acid-induced in vivo assembly of gold nanoparticles for enhanced photoacoustic imaging-guided photothermal therapy of tumors [J]. Advanced healthcare materials, 2020, 9(14): 2000394.

[14] GOLE A, MURPHY C J. Azide-derivatized gold nanorods: Functional materials for "click" chemistry[J]. Langmuir, 2008, 24(1): 266-272.

[15] LÉCUYER T, TESTON E, RAMIREZ-GARCIA G, et al. Chemically engineered persistent luminescence nanoprobes for bioimaging [J]. Theranostics, 2016, 6(13): 2488-2524.

[16] MENG Y Q, YANG J, JIANG R Y, et al. Biocompatible PLNP-GNR composite nanoplatforms for monitoring deep-tissue photothermal therapy process[J]. Applied surface science, 2021, 562: 150189.

第 6 章　结　　论

6.1　本书主要研究成果

在本书中,我们首先采用 CTAB 辅助自组装水热合成的方法结合随后的真空热处理,成功制备合成了 CTAB 双分子层修饰的具有超长余辉发光性能的近球形 $Zn_2Ga_{2.98}Ge_{0.75}O_8:Cr^{3+}_{0.02}$($ZGGO:Cr^{3+}$@ CTAB)纳米粒子,并对材料的性能进行了详细的分析表征。然后采用 CTAB 辅助种子诱导法制备得到了 GNRs 材料,进一步充分利用了材料的光热转换性能进行光热治疗应用。最后采用简单地一步水相法制备合成了具有较大消光系数的超小 Bi_2S_3 球形纳米粒子,并对其进行进一步的性能分析应用。利用上述合成材料的各自性能优势,通过一定的复合手段制备得到复合纳米体系,并对材料进行一体化的多功能性能表征及分析应用。

1.采用 CTAB 辅助自组装水热合成的方式制备得到了不同胶束浓度下 CTAB 双分子层修饰的近球形超长余辉 $ZGGO:Cr^{3+}$@ CTAB 纳米粒子。研究发现,随着 CTAB 参与量的增加,纳米粒子的形貌更加趋近于球形、粒子均匀性提高且尺寸没有发生明显的改变。也正是由于 CTAB 双分子层的存在,使得材料具有良好的分散性能及溶液稳定性。另一方面,对于 CTAB 参与的合成过程,在陷阱深度不变的情况下,使得纳米粒子中的 $Zn'_{Ga}-Ga^{o}_{Zn}$ 反替位缺陷对数目大大增加,从而有效提高了纳米材料的余辉发光性能,为材料之后的进一步生物应用奠定了基础。而有关于陷阱的类型,经过实验论证可以证明 CTAB 参与的水热合成过程使得纳米粒子产生了更多的与热激活相关的陷阱,而与隧穿相关的陷阱数目没有发生明显的改变。对于 $ZGGO:Cr^{3+}$@ CTAB 纳米粒子的各方面性能优势,当 CTAB 的胶束浓度达到第一与第二胶束浓度临界点时达到最优。

2.采用 CTAB 辅助种子诱导法制备得到了在 NIR 区具有较强吸收能力的

GNRs(长径比≈2∶1),该材料是一种良好的肿瘤消蚀光热剂。结合已合成的具有良好余辉成像及温度传感性能的 ZGGO:Cr^{3+}@CTAB 超长余辉纳米材料,引入 PW_{12}无毒小分子作为表面改性剂,以静电吸附的方式将 PLNPs 和 GNRs 进行比例性(4∶1)的复合,成功合成具有多功能一体化的 PLNP-GNR 复合纳米体系。该复合纳米体系在单波长 NIR(635 nm)激光辐照下同时具备 GNRs 的光热性能以及 PLNPs 的余辉成像和温度传感性能。而对于 PLNP-GNR 复合纳米体系的多重应用性能我们也进行了实验验证分析。结合复合纳米体系能够在短时间可以达到快速热平衡的优势,建立了基于 ZGGO:Cr^{3+}@CTAB 纳米材料内部 Cr^{3+}离子相关的余辉纳米温度探针,可以在活体肿瘤消蚀光热治疗中通过余辉成像进行病变部位监控,同时通过余辉温度计进行光热治疗过程中的实时温度监测,以降低癌细胞周围正常组织由温度过高所导致的热损伤。并且,通过体内外的相关毒性分析,成功验证了 PLNP-GNR 复合纳米体系具有良好的生物相容性,可以顺利应用于体内癌症治疗。与此同时,我们也成功实现了深组织(10 mm)内的多功能一体化肿瘤消蚀验证,在深组织环境下 PLNP-GNR 复合纳米体系仍然能够实现良好的多功能一体化应用效果。我们可以认为,具有生物相容性的 PLNP-GNR 复合纳米体系具有潜在深层组织皮肤癌和乳腺癌相关精准光热治疗的应用价值。

3.结合已发表的大尺寸 Bi_2S_3纳米粒子的合成方法,我们对材料晶体的成核及生长机理进行了详细的分析,最终,通过简单的一步水相法合成了超小尺寸(≈4.59 nm)的 Bi_2S_3球形纳米粒子。相比于我们之前合成的 GNRs,Bi_2S_3纳米粒子在 635 nm 处具有更强的吸收以及更大的消光系数,是一种更加优良的光热剂材料。随后,我们引入了具有良好生物相容性的 PSS 分子作为表面改性剂,并通过静电吸附的方式将 Bi_2S_3纳米粒子均匀地修饰在每个 ZGGO:Cr^{3+}@CTAB 纳米粒子的表面,成功得到了多功能的一体化 PLNP-Bi_2S_3复合纳米体系。经分析,该复合纳米体系具有更高的光热转换效率(44%),在满足 MPE 的激光功率密度下温度能够升高 11 ℃,充分满足了达到肿瘤热消蚀所需要的温度。与此同时,经证明 PLNP-Bi_2S_3复合纳米体系可以在模拟血液环境中实现良好的溶液稳定性和分散性,但在酸性环境下(模拟肿瘤细胞环境及溶酶体环境)通过酸诱导沉积的方式能够实现材料在肿瘤部位的快速聚集,而在此过程中复合纳米体系的余辉及光热性能不会受到任何影响。也就是说,在絮凝和反絮凝现象作用下,PLNP-Bi_2S_3复合纳米体系可以通过漫长的血液循环过程在生物体内快速循环，当流经肿瘤细胞组织附近时会顺利进入细胞内部，再在肿瘤内部酸性环境影响下快速沉积。最终，经过 635 nm NIR 单波长激发的方式，成功实现 PLNP-Bi_2S_3复合纳米体系精准靶向的一体化深组织余辉成像、光热治疗以及实时温度监测效果。值得强调的一点是，由于 PLNP-Bi_2S_3复合纳米体系在肿瘤部位的沉积聚集，使得一体化应用过程中使用的激光功率密度能够进一步降低，从而进一步降低癌细胞周围正常组织的光损伤概率，成功实现最优的无创化肿瘤细胞消蚀目的。

6.2 不足与展望

本书细致研究了不同光热剂材料（GNRs，Bi_2S_3）同 ZGGO：Cr^{3+}@ CTAB 纳米粒子比例性复合后制备合成的复合纳米体系的多功能一体化应用性能，成功实现了 NIR 单波长激发条件下复合纳米体系的一体化深组织余辉成像、光热治疗以及实时温度监测性能，可以有效地达到一体化肿瘤细胞消蚀效果。然而，针对此仍然有几点不足之处有待进一步提升。

其一，对于 635 nm 的一体化激发波长而言，生物体对其还存在一定程度的吸收且穿透深度有限。因此，在未来的研究中需要进一步分析 PLNPs 发光机制，以求通过元素掺杂、控制晶体生长或表面修饰等手段使得材料在确保良好余辉性能的前提下使其激发波长红移，在 NIR-Ⅰ范围得到更大的激发波长。

其二，相比于无机光热剂而言，有机光热剂在生物安全性及生物体降解方面存在更明显的优势，同时也拥有更高的光热转换效率以及更易实现的肿瘤靶向标记。因此，在未来的研究中，我们还需要发掘性能更加优异的有机光热剂材料，以求实现更加完美的复合纳米体系深组织肿瘤光热治疗和余辉成像监测一体化应用性能。

其三，由于实验条件及时间有限，对于我们在上文中所建立的多功能一体化复合纳米体系仍然需要更加细化的相关活体生物实验对材料的可应用性能进行表征分析。因此，在未来的研究中，我们仍然需要建立更加全面的实验表征体系，进一步验证多功能一体化肿瘤消蚀剂的潜在临床应用性能。